协和男科罕见病

主编　李宏军　李海松

中国协和医科大学出版社

北　京

图书在版编目（CIP）数据

协和男科罕见病 / 李宏军，李海松主编. —北京：中国协和医科大学出版社，
2023.6

ISBN 978-7-5679-2194-8

Ⅰ.①协…　Ⅱ.①李…②李…　Ⅲ.①男性生殖器疾病－防治　Ⅳ.①R697

中国国家版本馆CIP数据核字（2023）第075979号

协和男科罕见病

主　　编：李宏军　李海松
责任编辑：杨小杰
封面设计：邱晓俐
责任校对：张　麓
责任印制：张　岱

出版发行：**中国协和医科大学出版社**
　　　　　（北京市东城区东单三条9号　邮编100730　电话010-65260431）
网　　址：www.pumcp.com
经　　销：新华书店总店北京发行所
印　　刷：小森印刷（北京）有限公司

开　　本：787mm×1092mm　　1/16
印　　张：11.75
字　　数：200千字
版　　次：2023年6月第1版
印　　次：2023年6月第1次印刷
定　　价：130.00元

ISBN 978-7-5679-2194-8

编者名单

主　审　纪志刚

主　编　李宏军　李海松

副主编　王　彬　卢　毅　郭　野　王　海　文　进

编　者　（按姓氏笔画排序）

王　海　中国医学科学院北京协和医院泌尿外科

王　彬　北京中医药大学东直门医院男科

王宇涛　中国医学科学院北京协和医院泌尿外科

文　进　中国医学科学院北京协和医院泌尿外科

卢　毅　中国医学科学院北京协和医院泌尿外科

代恒恒　中国人民解放军总医院第六医学中心中医内科

冯隽龙　北京中医药大学东直门医院男科

苏　浩　中国医学科学院北京协和医院泌尿外科

李小刚　中国医学科学院北京协和医院医学科学研究中心

李宏军　中国医学科学院北京协和医院泌尿外科

李海松　北京中医药大学东直门医院男科

张建中　首都医科大学附属北京友谊医院泌尿外科

赵　琦　北京中医药大学东直门医院男科

郭　野　中国医学科学院北京协和医院检验科

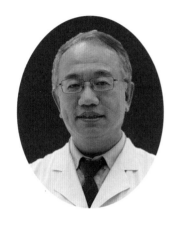

李宏军 中国医学科学院北京协和医院泌尿外科主任医师，教授，博士研究生导师。北京协和医院医学科学普及委员会委员，北京协和医院生殖医学伦理委员会委员，北京医师协会男科专科医师分会会长，中华医学会男科学分会常委，国家药品监督管理局药品审评中心专家。《中华男科学杂志》副主编，10余家专业杂志编委。

长期从事男科疾病的病因及临床诊疗研究，研发临床疾病诊治新理念，并在男科疑难杂症方面有独到见解。获得国家自然科学基金4个项目的连续支持，开展输精管缺如的遗传病因学研究，以及男性不育临床遗传风险评估和遗传咨询。承担各级研究课题并获奖多项。在男科学等领域的国内外学术期刊发表论文230余篇，其中作为通信作者发表SCI收录论文30余篇，主编及主译学术专著20部，发表科普文章数百篇。

李海松 北京中医药大学东直门医院男科主任，医学博士，主任医师，教授，博士研究生导师。国家中医药管理局重点学科"中医男科学"学科带头人，北京中医药大学东直门医院男科研究所所长。中国中药协会男科药物研究专业委员会主任委员，北京中医药学会男科专业委员会主任委员，中华中医药学会男科分会副主任委员，中国医师协会中西医结合男科专家委员会副主任委员。

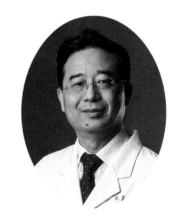

主要从事男科的临床、科研与教学工作。先后承担973计划、国家自然基金、支撑计划等课题20多项。发表论文200余篇，其中SCI论文20多篇。主编或参与编写医学著作及教材15部。

深入开展罕见病研究，是面向国家医学科技进步重大需求、推动和引领医学科技创新的重要举措，也是增进罕见病患者健康福祉、落实"健康中国"战略的必然要求。北京协和医院始终致力于罕见病持续攻关，高度关注罕见病的研究和发展动态。近年来，男科罕见病日益走进我们的视野，其诊治技术迅猛发展令人欣慰和振奋。

在北京协和医院建院102年之际，我院李宏军教授主编的《协和男科罕见病》一书正式出版。这部学术专著构思独特、内容丰富，汇集了协和男科团队多年的智慧和探索，既有对前沿理论的深入解读，又有对实践经验的分享介绍，具有很强的权威性、实用性，是值得男科医生及有志于该领域人士的知识宝库，必将进一步加深学界对男科罕见病的认知，推动男科罕见病研究再上新台阶。

站在新百年新起点，面向世界医学前沿、面向国家重大需求、面向人民生命健康，相信协和男科团队将始终在男科罕见病领域中精益求精、追求卓越，为临床实践提供更多"协和方案"，为增进人民健康福祉作出新的更大贡献。

北京协和医院院长

中华医学会罕见病分会会长

2023年3月

选择在北京协和医院即将建院102年的日子完成《协和男科罕见病》，这是本书全体编者对百年协和的深厚敬意，也是对北京协和医院"患者至上，一切为民"行医理念的又一次体现。罕见病罕见，而有能力诊疗罕见病的医生更加罕见，尤其是基层医生对罕见病的识别和诊治能力明显不足。因此，让更多的医生认识罕见病，推广罕见病的规范性诊疗，也是促使我们积极组织编写本书的又一初衷。

本书共四章。第一章主要介绍了罕见病、北京协和医院的罕见病研究及男科罕见病研究概况，第二章、第三章、第四章分别总结了目前比较成熟的3种男科罕见病，即性高潮后综合征、睡眠相关痛性勃起和非那雄胺后综合征，系统地介绍了其现代认知（包括首发病例、病因与发病机制、临床表现、临床流行病学研究、诊断与鉴别诊断、治疗、预后和预防等）、典型病例与专业解析及中医诊疗理念。此外，附有中英文名词对照索引，方便读者阅读。

在编写本书的过程中，我们参阅了国内外相关领域的文献和专家意见，在此表示感谢。北京协和医院泌尿外科的李汉忠、纪志刚主任及全体同仁的一贯支持和帮助是本书顺利出版的重要保证；罕见病会诊中心的姜秀春老师提供的珍贵图片使本书更加生动和直观。此外，我们还邀请了北京中医药大学东直门医院男科的李海松、王彬教授团队参与本书的编写，并将他们宝贵的中医药认知和理念总结了出来。全体编写人员进行了艰苦的努力和多次总结与讨论，不断达到认识上的统一和提高，是高质量完成为本书的有力保障。

最值得感谢的还是患者。我们的诊疗经验和对于男科罕见病的认知很大一部分是来源于门诊患者。他们为了其他男性患者免遭此类疾病的困扰，甘愿作为观察对象进行研究，这种精神深深地感动着我们，也成为我们不懈探索的强大动力，毕竟一切努力的最终目的都是为了帮助被男科罕见病折磨的男人走出困境。

本书适用于男科医生、生殖与性医学专科医生，以及从事相关基础研究的学者及科普专家。期待本书的出版能够起到抛砖引玉的作用，带动该领域的学术发展，掀起关注男科罕见病的热潮，并带来更多的学术和认知进步，有助于男科医生的临床诊疗工作，并造福于患者。本书贴近疾病本质，能够在一定时期内成为男科医生临床从业的专业指导书籍。鉴于研究资料相对较少，本书必然存在诸多不足，欢迎同道们批评和提出建议，期望在后续的不断探索和研究中加以修正和完善。

李宏军

2023年3月

目 录

第一章

概　述

第一节 罕见病亟待关注

罕见病又称孤儿病，目前尚无统一且被广泛接受的定义，是指发病率极低、病因极为复杂、诊疗方案亟待完善的一类疾病的总称。为了进一步关注罕见病研究，欧洲罕见病组织将每年2月的最后一天设立为国际罕见病日。

罕见病可以根据患病人数或发病率来判断，我国把新生儿发病率小于1/万、患病率小于1/万、患病人数少于14万的疾病归为罕见病。据估计，目前全球已经明确的罕见病约1万种，但仅大约400种罕见病有有效的治疗方法。

罕见病其实并不罕见，就潜藏在我们每日门诊接待的患者之中，尤其是偏远和科技欠发达地区。全球罕见病患者人数超过3亿人，我国的罕见病患者人数不少于2000万人，且这个数字还在不断地被刷新。这些看似简单的数据背后，是一个个不甘心忍受疾病折磨而辗转求医的患者，而每一个罕见病患者的身后都有一个不堪重负的家庭。将全部的罕见病患者及其家庭组合在一起，构成了一个庞大的亟待关注的艰难群体。

中国罕见病联盟调查数据显示，15.5%的罕见病患者需要经历1～4年才能获得确诊，5%的患者需要经历5～20年才能确诊，平均确诊时间为4.26年，有42%的患者经历过误诊、误治。约有30%的罕见病患儿会在5岁前死亡。罕见病患者群体、家属及公众对于罕见病的认知水平亟待提高，甚至专业诊疗机构的医务人员也需要弥补相关知识。然而，十分尴尬的现实是，许多专业人员对罕见病的临床关注度较低，在诊断和治疗领域面临很大的困境，并造成患者多方求医且往往无果的不利和尴尬局面。许多罕见病患者耗尽了时间、精力和金钱，甚至一辈子也未能得到正确的疾病诊断和有效的治疗方法。

从全球视野来看，约80%的罕见病为遗传性疾病，而近年来对于遗传学与分子生物学的深入认识，尤其是医学理念的转变，带动了这个领域的长足进步。此外，由于存在种族、地域及个体的显著差异，每一个罕见病都有自己的特点。然而，认识的短板导致罕见病的延误诊治和误诊误治现象普遍存在，做到早诊断、早治疗、早预防更加困难。

深入认识罕见病，发现某些特殊规律，我们可以重新认识疾病，再次审视现代医学的地位和作用，对于全面认识和战胜罕见病，具有重要的科研和临床价值，意义深远。

2023年2月19日，在第16个国际罕见病日到来之际，中华医学会罕见病分会在北京成立，委员涵盖了临床各个相关专业，并有社会保障、药物监管、卫生政策、医学教育、医学伦理等领域的专家。首届主任委员是由北京协和医院院长张抒扬出任，赵玉沛院士为名誉主任委员。中华医学会罕见病分会的成立是我国罕见病防治领域里的里程碑事件，标志着我国罕见病研究进入快速发展的新阶段。

第二节　北京协和医院的罕见病研究

创造条件迎难而上，倾尽全力救治罕见病患者是全体协和医生的必然选择。作为全国罕见病诊疗协作网的唯一国家级牵头单位，由张抒扬院长主抓，北京协和医院携手32家省级医院、291家成员医院，对我国罕见病患者进行相对集中的诊疗和双向转诊，并于2019年建立首个国家罕见病会诊平台，为来自全国各地的患者提供"一站式"救助方案。北京协和医院多学科会诊平台为全国罕见病患者开启了希望之门，每周四中午12点，北京协和医院门诊楼四层疑难病会诊中心都人头攒动，数十位来自不同学科的专家齐聚于此，共同为一位患者会诊。这种多学科诊疗（multidisciplinary team，MDT）模式的综合会诊，采用现场与远程问诊相结合的方式，分析病情、制订诊疗方案、商讨疾病的解决之道，向医学界的"小概率"疾病发起挑战，许多疑难罕见病患者在这个平台获得救治。

对于许多医生（包括进修生）而言，尤其是在读的博士后、博士和硕士，这是一个极佳的学习机会，可以完整体会北京协和医院老一代人的行医方略和谆谆教诲，从罕见病例的学习中快速成长，还可以找到专业研究方向和具体的研究内容。

现代信息技术的发展，让我们可以建立起多渠道的便捷就诊通道。北京协和医院利用医院信息系统，为疑难罕见病建立了转诊机制，首诊医生在第一时间将患者转诊给最熟悉这类症状/疾病的医生，甚至是直达最权威的医生，快速解决患者挂号难和就医难的问题，为患者早日确诊和康复节省了时间。网络平台还有助于医生迅速全面地了解患者的全部就医经过、检查结果和处置意见。

在北京协和医院多学科会诊平台的积极努力和工作的推动下，罕见病患者的确诊时间正在以年、月、周的衡量方式快速缩短。北京协和医院的顶尖专家合力攻坚，为罕见病患者的诊治"抢"来了宝贵的时间，患者的平均确诊时间从过去的4年缩短到平均4周，经济支出降低了90%。在罕见病的MDT工作中，主管医生首先提出病例会诊需求，随后收集和整理资料，汇报病史，提供查体视频、影像学资料、检查结果、病理图像、基因图谱等；多学科专家团队对患者进行问诊后，进行开放式的充分讨论，分析病情，明确诊断；最后由主持人总结，形成详细的指导诊疗方案。从单个病例延伸到某一个病种的鉴别诊断、诊疗策略、康复建议，乃至患者身心健康的全面关怀，这是罕见病MDT的常态工作模式（图1-1）。

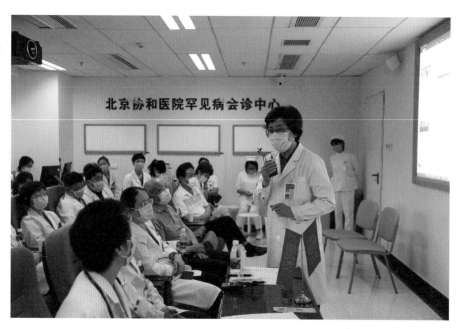

图1-1　北京协和医院罕见病MDT现场

第三节　北京协和医院的男科罕见病研究

北京协和医院泌尿外科男性学组的发展是几代人不懈努力的结果。早在20世纪由吴阶平院士主持编译的《性医学》出版发行，是我国男科学的萌芽阶段；20世纪70年代，刘国振教授在泌尿外科专业内创建了国内最早的男科学专业；随后曹坚教授率先开展男性不育症的检查新技术，开展棉酚在男性不育与节育领域内的应用。20世纪80—90年代，在刘国振、吴德成、李汉忠、曹坚、纪志刚等教授的带领下，北京协和医院男科团队开展了一系列男科学专项研究，是国内早期男科学发展的中坚力量。近年来，协和男科团队诊治了大量的男科疾病患者，努力追求临床疗效，探索男科疾病的临床治疗策略和新理念，突破了男科学的发展"瓶颈"，并且总结发表了大量专业学术论文，主编（译）男科相关学术专著，发表科普文章，成为国内男科界学术理念领先的专业团队，形成了协和男科学专业的独特风格。同时，协和男科学团队广泛接纳中医理念，强化中西医融合，走出一条中国自己的男科学专业的发展道路；在科学研究领域的工作也卓有成效，承担国家级和省部级多项研究课题，不断挑战国际权威理念，研究实力不断增加，成为一个系统、完整的专业研究团队。

临床工作复杂而艰难，单打独斗不可能成功，成功的秘诀在于多学科合作，任何疑难病例都可能被不同学科和专业的专家从各个角度进行分析和总结，最终达到完整认识疾病的目的，同时通过最终的疾病"真相"来不断地验证全部诊疗过程的准确性。罕见病会诊中心的姜秀春老师多次邀请男科团队成员参加罕见病会诊，使我们有机会融入北京协和医院罕见病MTD专业团队：与心理医学科合作"对男科疾病患者精神心理状态的评估和联合处理"；与呼吸科合作"诊治睡眠相关的男科疾病（痛性勃起、男性更年期综合征）"；与变态反应科合作"对自身精液过敏的研究"（变态反应科尹佳主任及其团队的免疫和分子诊断是探索罕见病发病机制的重要手段）。北京协和医院的许多协作组与男科学专业组发生直接关联，包括肥胖患者减重研究协作组、不明原因症状诊疗协作组、生育研究协作组、更年期协作组、骨质疏松协作组等。这些多元化联合极大地促进了男科疾病患者的全面康复，提高了治疗的有效率，增进了患者就医的良好感受。

在罕见病研究中，协和男科团队开展了积极的探索工作，协助北京协和医院完成罕见病会诊工作，不断积累男科罕见病病例，不断地挖掘和探索新的罕见病，包括先天性双侧输精管缺如（congenital bilateral absence of the vas deferens，CBAVD）、尼曼－匹克病（Niemann-Pick disease，NPD）、性交后血尿（postcoital hematuria）、痛性阴茎回缩（painful withdraw of penis，PWP）等。本书总结了目前比较成熟的3种疾病，即性高潮后综合征（postorgasmic illness syndrome，POIS）、睡眠相关痛性勃起（sleep related painful erection，SRPE）和非那雄胺后综合征（post-finasteride syndrome，PFS）。

POIS、SRPE、PFS的发病率极低，属于男科罕见病，很可能是自身免疫性、精神心理性、病理生理性，甚至遗传性疾病，发病机制复杂多样。北京协和医院男科团队及相关科室专家在前期对这3种罕见病临床研究和工作经验总结的基础上，陆续发表了研究成果，主要包括2015年在性医学权威杂志 *Journal of Sex Medicine* 上发表了我国第一例POIS个案报道：*postorgasmic illness syndrome（POIS）in a Chinese man：no proof for IgE-mediated allergy to semen*；2022年在 *Journal of Mens' Health* 再次发表个案报道：*post-orgasmic illness syndrome accompanied with testosterone deficiency：a case report*；2019年在专业杂志 *International Journal of Impotence Research* 上发表了SRPE的个案：*sleep-related painful erection in a patient with obstructive sleep apnea syndrome*；2022年在 *Andrologia* 杂志上发表了44例SRPE的诊疗经验：*improvement of associated symptoms using combined therapy in 44 patients with sleep-related painful erection during 1-year follow up*；2021年年底在 *Translation of Andrology and Urology* 上发表了第一篇关于SRPE的综述：*Narrative review：pathogenesis，diagnosis，and treatment of sleep-related painful erection*；2022年年底在 *Translation of Andrology and Urology* 杂志上发表了3例PFS患者临床特点和遗传变异研究：*Case report：a study of the clinical characteristics and genetic variants of post-finasteride syndrome patients*。

前期发表的相关研究经过同行评审通过，并得到专家认同，这给了男科团队宣传普及男科罕见病知识的勇气和自信。实际上，男科疾病中的罕见病远非这3种疾病，大量的罕见病等待我们去挖掘、探索和深入研究总结。

总之，男科罕见病对患者的身心健康危害严重，病因和发病机制不是很明确，涉及全身多器官系统和整体健康，目前尚缺乏有效和根治性的病因治疗方法。对症治疗和综合治疗可以在一定程度上减轻患者的痛苦，改善生活质量，而在这些罕见病的诊疗中，祖国医学具有较大的优势，中医理念和中草药大有可为。

（李宏军　文　进　王　海）

参考文献

［1］李宏军，彭靖. 男科诊疗常规［M］. 2版. 北京：中国医药科技出版社，2020.

［2］李宏军. 男科疑难疾病诊断思路［J］. 中华男科学杂志，2020，26（6）：483-486.

［3］李宏军. 应重视我国男科学的中西医结合研究［J］. 中华医学杂志，2020，100（20）：1526-1528

［4］李宏军. 百年协和：男科疾病诊疗理念［M］. 北京：人民卫生出版社，2021.

［5］苏浩，李宏军. 性高潮后综合征的研究进展［J］. 发育医学电子杂志，2023，11（1）：77-80.

［6］CAI Z，LI H. Congenital bilateral absence of the vas deferens［J］. Front Genet，2022，11（13）：775123.

［7］JIN B F，YANG W T，SUN D L，et al. Current situation and reconsideration on the study of integrated chinese and western medicine andrology［J］. Chin J Integr Med，2020，26（5）：388-392.

［8］SU H，LU Y，MA C Q，et al. Post-orgasmic illness syndrome accompanied with testosterone deficiency：a case report［J］. J Mens Health，2022，18（6）：130-134.

［9］WANG Y，ZHANG J，LI H. Narrative review：pathogenesis，diagnosis，and treatment of sleep-related painful erection［J］. Transl Androl Urol，2021，10（12）：4422-4430.

第二章

性高潮后综合征

性高潮后综合征（POIS）是一种罕见病，几乎总是在射精后发生，特点是出现局部过敏症状和短暂性流感样症状，持续2～7天。POIS患者在射精后会出现一系列症状，包括严重乏力、过度疲劳、鼻塞、眼发痒、注意力不集中、易怒、情绪低落和流感样全身不适。目前国际上暂无关于POIS公认的定义和指南相关内容。

POIS可造成严重不良的心理影响和社会后果。男性POIS患者的性生活受到严重干扰，尽管有性欲望，但由于害怕射精和射精后出现的一系列症状，会降低性交频率或避免性交，并且尽量避免自慰，但又难以控制遗精。POIS患者不得不预先做好性交计划和必要准备，以避免射精对其日常的基本活动造成影响。POIS患者的伴侣也会受到负面影响。大多数POIS患者对自己与性伴侣的关系感到内疚，由于其禁欲或避免性交的策略，一些婚姻关系以离婚告终。

截至目前，POIS仍然是一种罕见病，已经被报道的病例有限，但真正被累及的人可能不仅限于已经报道的病例。POIS的患病率未知，并且难以确定，因为很可能许多受POIS影响的患者没有寻求医疗救助，且大多数医生都不了解POIS。

第一节　性高潮后综合征的现代认知

一、首发病例介绍

2002年，Waldinger和Schweitzer首次描述了POIS，2名患者在射精后出现一系列症状，包括严重的疲劳、身体局部强烈的灼热感和流感样症状，并伴有全身肌痛。这些症状在射精后迅速出现，4～7天后才消失。

在这2例患者中，其中1例为43岁男性患者，病史并不显著，疾病发作与射精时刻一致，症状包括流感样症状及其他症状，主要表现为极度疲劳和疲惫；身体内部极度灼热（下腹部像一个爆炸的火球），出汗增多；一侧头痛；眼灼热；咽喉痛，口干；流鼻涕；皮肤红斑，颈部、背部和腹部红色丘疹；全身瘙痒，以阴茎和肛门区域为显著；肌痛，尤其是下背部和右足趾肌痛；小便迟缓；经常大便不匀；焦虑，抑郁；注意力轻微不集中；口吃加剧，不相关的偶发性疼痛（如牙痛）加重；渴望食物，口渴加剧。这些症状从青春期开始发生，在射精后几分钟内迅速出现，在自发性射精、自慰和性交后同样强烈。症状的强度在第2天达到高峰，持续4天。患者在无法控制的环境（如拥挤的公共场所）引发自发性射精后第1次出现这种症状。患者的勃起功能和性欲没有受到干扰，阴道内射精潜伏期（intravaginal ejaculation latency time，IELT）约为20秒。射精事件的发生导致其注意力不集中，容易困倦，严重影响学习和工作。患者经常郁郁寡欢，尤其是当咨询各个学科的医学专家而无法得到确切诊断时，甚至感到悲观、绝望。患者和配偶会有计划地进行性交，降低性交频率，但这导致夜间遗精和症状复发。

另1例是由精神科医生转诊的52岁男性患者。患者25岁时患右侧睾丸精原细胞瘤，进行了右侧睾丸切除治疗，并接受了放射治疗。45岁时，患者突然出现自发性射精，主要是由压力和机械刺激触发，与性唤起无关。在他主动和非主动射精约15分钟后，出现一系列症状，包括流感样症状，极度疲劳和疲惫；左下腹灼热感（像一个爆炸的火球）辐射到肛门，出汗；单侧头痛；眼灼热；咽喉痛、口干；皮肤红斑和瘙痒丘疹，主要发生在阴茎皮肤；全身性肌痛，尤其是下背部区域，辐射至左下肢和足踝；小便迟缓；经常发生大便稠度变化；容易激动；注意力轻微不集中，有进食冷饮的冲动。他的症状在自发性射精、自慰射精和性交射精后同样强烈，在第2天最重，3天后减退，1周后消失。患者的性欲和勃起功能正常，射精本身并不痛苦，晨勃完好。由于不适症状是在射精后出现，为了避免出现自发性射精和症状复发，患者便停止了性行为。精神科医生对患者进行了抗抑郁治疗（帕罗西汀20mg/d），但对其自发性射精后症状没有任何改善。

这2名男性患者的共同特征包括射精后迅速出现流感样症状及其他不适症状，第2天症状最严重，持续4～7天。这是第一篇关于POIS的病例报道。

2011年，Waldinger等通过研究45名疑似POIS的男性患者，对患者的很多临床细节进行了详细描述。随后陆续报道一些POIS病例，但基本上都属于个案报道，鲜见大样本报道。

截至目前，有文献报道的POIS病例共约72例，具体情况如表2-1所示。

表2-1 与POIS研究相关的文献

作者及发表年份	期刊	文献标题	患者数量及年龄
Waldinger MD，2002	*J Sex Marital Ther*	性高潮后疾病综合征：2例病例	1名43岁男性和1名52岁男性
Waldinger MD，2011	*J Sex Med*	45例荷兰白人男性性高潮后疾病综合征患者：临床特征和免疫原发病机制的证据（第一部分）	45名男性，43±13岁
Takeshima T，2020	*IJU Case Rep*	与性腺功能减退相关的性高潮后疾病综合征病例	1名21岁男性
Reisman Y，2021	*Int J Impot Res*	性高潮后疾病综合征患者的特征和可能治疗方式的临床经验	14名男性，34.07±6.65岁
Jiang N，2015	*J Sex Med*	1例中国男性性高潮后疾病综合征患者：没有证据表明免疫球蛋白E（immunoglobulin E，IgE）介导精液过敏	61岁男性（北京协和医院变态反应科报道的中国首例POIS患者）
De Amicis K，2020	*J Sex Marital Ther*	1例巴西性高潮后疾病综合征患者的免疫表型特征：为难题添加更多片段	1名25岁男性
Depreux N，2018	*Rev Int Androl*	1例性高潮后疾病综合征患者的阴性过敏研究	1名30岁男性
Bolanos J，2019	*Urol Case Rep*	人绒毛膜促性腺激素成功治疗性高潮后疾病综合征	1名25岁男性
Kim TB，2018	*Sex Med*	韩国男性性高潮后综合征患者自体精液淋巴管内免疫治疗	1名30岁男性
Wrotynska-Barczynska J，2022	*Sex Med*	强化过敏原特异性免疫治疗是治疗性高潮后疾病综合征的有效方法	1名34岁男性
Hamdi G，2021	*Clin Case Rep*	突尼斯首例性高潮后疾病综合征病例报告	1名32岁男性
Ashby J，2010	*J Sex Med*	性高潮后疾病综合征：一系列疾病	1名57岁男性和1名25岁男性
Su H，2022	*J Mens Health*	性高潮后疾病综合征伴睾酮缺乏：1例报告	1名27岁男性
Huang TB，2022	*Asian J Androl*	性高潮后疾病综合征的新疗法：1例病例报告和文献综述	1名42岁男性

　　根据相关病例报告，多数POIS患者会伴有性功能下降（早泄、勃起功能障碍、性欲低下等）、焦虑抑郁等心理症状，许多患者还伴有过敏性疾病，如过敏性鼻炎。

二、病因与发病机制

学者们对POIS的病理生理机制认识尚不清楚，在病因和发病机制方面的认知还没有达成共识。但有关该疾病的学说有很多，包括免疫学假说、阿片样戒断现象假说、神经内分泌失调假说、迟发性肌肉酸痛假说和自主神经系统功能紊乱假说。

（一）免疫学假说

Waldinger等提出的最为公认的假说是将POIS定义为一种免疫学现象，推测POIS是一种自身免疫性疾病或过敏性疾病，患者对精液中的物质产生炎症反应。这一学说得到POIS患者自体精液的皮肤点刺试验（skin-prick test，SPT）研究结果的支持。研究者将POIS患者的精液稀释至1∶40 000，然后皮内注射至左前臂掌侧，并与安慰剂（生理盐水）进行比较。皮内注射15分钟后，观察皮肤反应，风团直径＞5mm且有局部红斑说明皮肤反应呈阳性。使用以下分级系统：①风团和红斑直径＜5mm为阴性。②风团直径5～10mm和红斑直径11～20mm为1＋。③风团和红斑直径21～30mm为2＋。④红斑直径31～40mm为3＋。⑤风团直径＞15mm和红斑直径＞40mm为4＋（此分级系统为Waldinger在早期探索POIS时自己制订的，不是很完善）。在33名接受测试的POIS患者中，88%的患者对自己的精液有皮肤阳性反应，没有患者对安慰剂有阳性反应。即POIS是由男性对自体精液的Ⅰ型和Ⅳ型超敏反应引起的。

POIS患者有许多的临床症状和体征指向免疫学假说的方向，即POIS的病因：①每一位男性患者都报告了典型的自慰射精、性交射精或夜间自发性射精后出现不适症状，而在没有射精的性交后没有出现症状。②主诉包括与血管运动性鼻炎、结膜炎相关的特应性症状或系统性症状，如流感样症状、头痛和/或疲劳。③在射精后立即发生POIS，并且在用稀释的自体精液进行皮内注射后，局部过敏表现会被诱发，这种过敏反应是机体免疫系统产生的不良反应。过敏反应需要宿主的预敏（免疫）状态来支持，包括5种反应类型：①Ⅰ型超敏反应（又称速发型超敏反应），指由IgE介导的特异性疾病。②Ⅱ型超敏反应（又称细胞毒型超敏反应），指由IgM或IgG/补体激活介导的疾病。③Ⅲ型超敏反应（又称免疫复合物型超敏反应），指由IgG/补体激活介导的疾病。④Ⅳ型超敏反应（又称迟发型超敏反应），指由T细胞介导的非抗体依赖性疾病。⑤Ⅴ型超敏反应（又称自身免疫受体超敏反应），指抗体或补体激活依赖性疾病。任何过敏原的刺激都可以通过Ⅰ～Ⅴ型多种超敏反应来诱发疾病，且可以同时存在多种超敏反应。皮肤局部发红后出现流感样反应的综合表现，表明射精引起的是Ⅰ型和Ⅳ型超敏反应。基于同样的假设，Kim等也证实POIS患者血清中存在针对精液成分的特异性IgE，并且对患者进行淋巴管内免疫疗法（intralymphatic immunotherapy，ILIT）（一种新的过敏原特异性免疫治疗方法），患者的大部分POIS相关症状得到缓解，表明POIS可能与Ⅰ型超敏反应有关。

Waldinger等为了规范POIS的研究，提出5个初步诊断标准。①具有以下1种或多种症状：流感样症状、极度疲劳或疲惫、肌肉无力、发热或出汗、情绪紊乱或易怒、记忆困难、注意力不集中、言语不连贯、鼻塞或流鼻涕、眼睛瘙痒。②所有症状都会在性交射精、自慰射精或夜间自发性射精后立即（如几秒钟、几分钟）或几小时内出现。③症状出现在超过90%的射精事件中。④症状大多持续2～7天。⑤症状自然消失。

（二）阿片样戒断现象假说

2015年北京协和医院变态反应科姜楠楠等报告了中国第一例确诊的POIS患者，并研究了POIS患者和健康男性自体精液的过敏反应，以及患者血清中针对精液成分的特异性IgE。结果发现，POIS患者和健康男性对自体精液的SPT均呈阳性反应，在POIS患者中未检测到针对精液成分的特异性IgE，提示POIS可能不完全是源自免疫异常，学者们试图寻找其他发病机制。POIS的症状类似于阿片样戒断综合征，包括身体症状（流感样症状、出汗和鼻炎）和心理症状（焦虑、抑郁和注意力难以集中）。这些症状可能持续2～7天。阿片类物质参与调节性行为产生的积极情感状态。μ-阿片受体被认为在控制这种行为中起关键作用。他们认为，POIS患者可能存在内源性μ-阿片受体系统紊乱。在这些患者中，性高潮消耗大量内源性阿片类物质，导致一系列类似于阿片样戒断的症状。因此，他们得出结论，大脑中的化学失衡可能是POIS的生理基础，而心理状况则是POIS的危险因素。

（三）神经内分泌失调假说

研究表明，在性高潮后，催乳素的释放会增加。多巴胺在性唤起和性高潮中的作用也被广泛研究。同时有证据表明，在性唤起和性高潮后，交感神经活动也会增加，脑脊液（cerebro-spinal fluid，CSF）和血浆中都会释放去甲肾上腺素，很可能其他各种儿茶酚胺和神经递质也参与了性唤起，并在性高潮后释放。有学者总结了几种具有性刺激或性抑制作用的神经递质，包括多巴胺、去甲肾上腺素、黑皮质素、催产素、阿片类、内源性大麻素和血清素等。这些神经递质在POIS中的作用机制尚不清楚。因此，Ashby等推测可能是细胞因子、神经内分泌反应紊乱或过度，导致患者出现POIS症状。

（四）迟发性肌肉酸痛假说

2021年，Sonkodi等提出一个全新假说，POIS的主要损伤是肌梭中的急性压迫性本体感受性轴索病，这可能与延迟性肌肉酸痛（delayed onset muscle soreness，DOMS）有关。DOMS患者肌梭终末轴变性样病变是一种急性应激反应，导致能量耗竭，功能失调的线粒体导致压力传感器2（Piezo 2）通道和谷氨酸囊泡释放受损。每次射精后出现的POIS症状类似于延迟性肌肉酸痛的反复发作效应。然而，二者在病理机制上存在差异，主要归因于继发性组织损伤的程度和精胺耗竭的程度。精胺缺失引起的差异如下：急性应激反应的调节、流感样症状、阿片样戒断和自主神经系统的增强去调节。迟发性肌肉酸痛的动态变化表现为POIS症状和反复发作效应，这与人体对损伤作用具有学习、强化和唤起有关。

DOMS的症状主要为迟发性疼痛、肌肉僵硬、肿胀、力量生成能力丧失、关节活动范围缩小和本体感觉功能下降。DOMS的疼痛大约在8小时内感觉不到，在1天或2天内达到高峰，7天内消退。研究人员的普遍共识是，任何一种单独的理论均无法解释DOMS的发病原因。Ashby等在1例POIS患者中发现，在性高潮前1～2小时预防性使用非甾体抗炎药（双氯芬酸75mg），可以有效改善患者的POIS症状。这个病例提示，非甾体抗炎药的预防或治疗可能有助于改善部分POIS患者的不适症状。

（五）自主神经系统功能紊乱假说

Bignami等认为，POIS可能是一种自主神经系统短暂失调的表现。因为射精会引发"植物风暴"，伴随精子数量的增加，导致交感神经活动增加，去甲肾上腺素释放及其他临床表现。

三、诊断与鉴别诊断

（一）临床症状诊断标准

根据Waldinger等报道的57例POIS男性患者，发现POIS的表现形式变化很大：流感样症状、注意力难以集中、极度疲劳和疲惫、发热、身体温暖、出汗、颤抖、情绪紊乱、易怒及记忆困难。进一步研究后，POIS的发现者提出5个初步诊断标准（表2-2）。

表2-2 POIS的5个初步诊断标准

标准	描述
标准1	以下1个或多个症状：流感样症状、极度疲劳或疲惫、肌肉无力、发热或出汗、焦虑、情绪障碍或易怒、记忆困难、注意力问题、言语不连贯、鼻塞或流鼻涕、眼睛发痒
标准2	所有症状都会在性交或自慰引起的射精后立即（几秒钟内）、很快（几分钟内）或几小时内发生，或是自发性射精后发生
标准3	症状总是或几乎总是出现（超过90%的射精事件）
标准4	大多数症状持续2～7天
标准5	症状自然消失

Waldinger等发现，87%的男性患者在射精后30分钟内开始出现POIS症状，虽然POIS症状在患者中可能是可变、多样的，特别是对于第1个标准，但个别患者的症状相对稳定。Waldinger等进一步将标准1中的症状分为7个类别（表2-3）。

表2-3 POIS标准1的7个类别

类别	症状
类别1（一般类）	极度疲劳、筋疲力尽、心悸、命名性失语、语无伦次、构音障碍、注意力难以集中、易怒、无法忍受噪声、畏光、情绪低落
类别2（流感样类）	发热、燥热、出汗、寒战、感觉寒冷
类别3（头部类）	头痛、大脑眩晕、大脑沉重
类别4（眼睛类）	灼热、眼睛发红、视物模糊、溢泪、眼睛发痒、眼睛疼痛
类别5（鼻子类）	鼻塞、流涕、打喷嚏
类别6（咽喉类）	口臭、口干、咽喉痛、瘙痒咳嗽、声音嘶哑
类别7（肌肉类）	背部或颈部肌肉紧张、肌肉无力和疼痛、腿部沉重、肌肉僵硬

（二）实验室诊断

建议疑似POIS患者进行自体精液SPT，根据皮肤风团及局部红斑情况判断患者的过敏状态。测定生殖激素，如促卵泡激素（follicle stimulating hormone，FSH）、睾酮（testosterone，T）、促黄体生成素（luteinizing hormone，LH）、催乳素（prolactin，PRL）、雌二醇（estradiol，E_2），判断患者全身的激素状态。测定血清总IgE，判定患者的免疫状态。同时，还可以进行精液常规检查、泌尿系统B超检查，判断患者的泌尿系统状况。

（三）鉴别诊断

1. 慢性前列腺炎或慢性盆腔痛

表现为流感样症状、会阴或耻骨上区域肌肉无力和疼痛。然而，症状持续时间比POIS患者长，并经常伴有尿频、尿急等排尿功能障碍。

2. 性高潮后猝倒（性高潮病）

该病是伴随性高潮突然出现的虚弱无力症状，表现为肌肉无力，腿部沉重，但通常持续不超过30秒，肌肉完全失去控制。发病机制可能是神经性病变，治疗方法是使用抗共济失调药物，包括抗抑郁药或羟丁酸钠。

3. 性高潮相关头痛

该病是由性高潮引起的暴发性、双侧头痛。持续时间从几分钟到几个小时不等。应进行MRI和磁共振血管成像（magnetic resonance angiography，MRA）检查，以排除颅内病变或出血（动静脉畸形等）。目前还没有相关药物治疗的建议，但尝试抗偏头痛药物或普萘洛尔预处理似乎会产生良好的效果。使用这些药物症状没有改善的患者，可以尝试吲哚美辛或钙通道阻滞剂（如维拉帕米）。甲硫醚或丙戊酸可作为最后的治疗方法。

4. 性交后焦虑（postcoital dysphoria，PCD）或性交后心理症状（postcoital psychological symptoms，PPS）

PCD的症状包括性交后出现流泪、忧郁、抑郁、焦虑、激动或攻击性情绪。性交是一件令人愉悦和满足的事情，无论是否有性高潮发生，有时也会出现哭泣、抑郁和烦躁等负面情绪，这些负面情绪不能被简单地视为PCD，需要加以甄别。

5. 性交后哮喘和鼻炎

目前人们还不知道性交导致运动性哮喘或鼻炎的真正机制。可能是由胆碱能刺激释放的肥大细胞介质引起的。与POIS的区别是，性交后哮喘和鼻炎也可以由任何造成情绪激动或焦虑的原因触发。性交前可通过适量吸入沙丁胺醇来控制。

四、治疗

POIS是一种罕见且发病机制不明确的疾病，还没有公认的标准治疗方式，并且存在显著的个体化差异，目前多采用对症治疗，控制症状，改善患者的生活质量和性生活感受。以下是对各种报道病例治疗方法的汇总。

（一）过敏原特异性免疫治疗

根据医学常识，过敏原特异性免疫治疗（allergen immunotherapy，AIT）（俗称"脱敏治疗"）在临床过敏性疾病中的疗效比较明确，可能对POIS患者具有一定的治疗效果，Waldinger报道了2例通过皮下自体精液的脱敏治疗改善POIS症状的荷兰患者。

第1例患者诊断为POIS和终身早泄（lifelong premature ejaculation，LPE），常规实验室检查和激素评估正常。血清总IgE为53kU/L（正常＜100kU/L）。患者于2007年10月同意使用AIT改善POIS，最初使用1∶40 000的稀释精液进行治疗，在31个月内，稀释精液滴度逐渐增加到1∶20。值得注意的是，随着时间的推移，患者POIS的症状逐渐减轻，射精后48小时的症状显著减轻。第8个月时精液稀释度为1∶6，第14个月时精液稀释度为1∶3，达到最高值，随后精液浓度逐渐降低。2009年12月，患者自我评估POIS症状改善了大约60%，且POIS症状在射精后48小时内几乎完全消失，只有在射精后48～72小时内才有轻微症状。在评定量表方面，他在AIT前的得分为10分，而在治疗3年后的得分为3.5分。总之，患者的思维能力有了很大的改善，已经没有思考、记忆和言语方面的困难。此外，患者下午几乎没有任何疲劳，夜间睡眠变得自然，没有噩梦。令人兴奋的是，患者自我感觉IELT从10秒变为5～10分钟，并对此非常满意。所有这些变化都有助于患者改善家庭关系和提高工作能力。

第2例患者诊断为POIS，常规实验室检查和激素评估正常。血清总IgE为10kU/L（正常＜100kU/L）。患者2008年4月同意使用AIT改善POIS，最初使用1∶20 000的稀释精液进行治疗，在15个月内，稀释精液滴度逐渐增加到1∶280。2010年4月，患者的POIS症状大约改善了90%，生活质量得到显著提升。因此，AIT方案在改善POIS症状方面具有显著的临床效果。

Wrotynska Barczynska等报道了1例用自体精液强化免疫疗法成功治疗POIS的34岁患者。实验室检查显示血清总IgE 66IU/ml。治疗持续了14个月，包括20次复诊。每次复诊医生会根据标准方案对其症状的严重程度、持续时间和不良反应进行评估，并进行体检和数据收集。治疗方案为每2周进行1次AIT，治疗10个月后改为每4周进行1次AIT。精液样本用生理盐水稀释，初始浓度为1∶40 000，在患者的左前臂进行皮下注射。精液浓度逐渐增加，7个月后，使用的精液浓度已经到了1∶1。治疗2周后患者症状改善，在随后的就诊中患者射精后症状持续时间缩短和强度降低。治疗1个月后，患者的流感样症状消失。治疗14个月后，患者感觉明显好转，大部分症状消失，剩下的症状持续时间不超过2天。虽然症状没有完全消失，但治疗的效果允许患者进行更多的性行为，并逐渐恢复个人活动。患者报告生活质量和治疗满意度明显改善。

Kim等报告了1例韩国30岁POIS患者，他接受了自体精液ILIT，缓解了POIS相关症状，并通过IgE免疫印迹和酶联免疫吸附测定（enzyme linked immunosorbent assay，ELISA）证实针对精液成分的特异性IgE的存在。ILIT是一种新的AIT方法，在过敏性鼻炎患者中，只需每隔4周向腹股沟淋巴结注射3～6次自体精液，就能比皮下免疫治疗（subcutaneous immunotherapy，SCIT）更快地缓解相关症状，持续进行3年。本例患者血清IgE水平为403IU/ml。第1次进行ILIT后8个月和15个月再次进行ILIT，并评估POIS症状的严重程度。在进行ILIT前，使用0～100mm的视觉模拟量表（vasual analogue scale，VAS）对患者的每种相关症状的严重程度进行评分，并描述每种症状的持续时间。患者还完成了男性性健康问卷（male sexual health questionnaire，MSHQ），并使用国际勃起功能指数-5（international index of erectile function，IIEF-5）进行评估。在超声引导下，使用25号针头将自体精液以1:40 000的稀释度无菌注射到腹股沟淋巴结中。然后，与之前的ILIT研究一样，将浓度增加3倍。患者主诉在每次ILIT后，局部注射部位出现短暂的轻度疼痛和温暖异常的感觉。在第3次和第4次进行ILIT后，患者主诉有流感样症状，包括疲劳、发冷、眼睛灼烧感、咽喉痛和扁桃体肥大，持续3～4周，症状强度在第3次进行ILIT后5天保持在50%～60%，在第4次进行ILIT后5天保持在60%～70%。经过充分讨论后，患者决定接受第5次全浓度自体精液注射，并表示此后不再进行ILIT。在第1次进行ILIT后8个月和15个月，除咽喉痛和尿路症状外，所有POIS相关症状均缓解，持续时间缩短，尤其是打喷嚏完全消失。此外，患者表示射精后不适感减轻，性功能改善。ELISA分析显示，与健康对照组相比，ILIT前患者血清中针对精液成分的特异性IgE水平升高，但在ILIT后8个月，其水平已降至与健康对照组相似的水平。

（二）人绒毛膜促性腺激素治疗

Bolanos等报告了1例用人绒毛膜促性腺激素（human chorionic gonadotrophin，hCG）成功治疗POIS的25岁患者。实验室检查：总睾酮（total testosterone，TT）3.74ng/ml，游离睾酮14pg/ml。患者之前因焦虑症接受了精神科医生的治疗，并服用了普萘洛尔，同时根据需要服用阿普唑仑。患者接受了hCG的治疗，刚开始治疗时，患者每周皮下注射hCG 1500IU，3次/周。在6周的随访中，其症状已完全缓解，同时已停止使用阿普唑仑。他射精更加频繁，射精后没有感到虚弱、焦虑、大脑不清晰或不适。他的情绪、总体精力和性欲都有所改善。再次进行实验室检查：总睾酮9.52ng/ml，游离睾酮28pg/ml。患者说，这是自16岁以来，他第1次体验到性高潮，且没有对身体或情绪产生负面影响。在6个月的随访中，他继续接受hCG治疗，每月自慰几次。他主诉性高潮后仍然立即出现轻微的POIS症状，但这些症状在12小时内消失。重要的是，他不再对性交感到恐惧。

这个病例表明，hCG治疗可以有效地缓解POIS伴睾酮缺乏（testosterone deficiency，TD）患者的症状。

（三）抗炎、镇痛、补充睾酮治疗

Takeshima等报道了1例睾酮联合非甾体抗炎药治疗伴有性腺功能减退的21岁POIS患者。他的总睾酮为4.75ng/ml，游离睾酮为10.3pg/ml。他之前使用抗组胺药治疗过敏症状，但并不见效。射精后每次服用200mg塞来昔布，头痛和肌肉疼痛可立即缓解，疲劳却并没有改善。因此，除非甾体抗炎药外，患者每2周服用250mg庚酸睾酮作为睾酮补充治疗，因为患者的血清游离睾酮水平低于青年男性平均值的70%。服药之后，他的全身疲劳明显改善，每天早上都能勃起。而后给药间隔从2周改为4周，症状没有复发。

2022年，苏浩等报道了1例抗过敏治疗，同时选择联合睾酮补充治疗和5-羟色胺选择性重摄取抑制剂（serotonin-selective reuptake inhibitor，SSRI）治疗伴TD的27岁POIS患者。患者的总睾酮为2.48ng/ml，提示患者存在TD。血清总IgE在正常范围。患者健康问卷-9（patient health questionnaire-9，PHQ-9）和7项广泛性焦虑障碍量表（generalized anxiety disorder-7，GAD-7）评估提示患者存在焦虑和抑郁情绪。治疗方案为：氯雷他定10mg，每日1次，作为抗过敏治疗；十一酸睾酮80mg，每日2次，以提高睾酮水平；舍曲林50mg，每日1次，以治疗焦虑和抑郁。服用药物3个月后，患者的POIS症状明显改善，总睾酮水平提升到3.05ng/ml，并且焦虑、抑郁症状也较前明显好转。

（四）α_{1A} 受体阻滞剂治疗

Reisman等报告赛洛多辛（一种高度选择性α_{1A}受体阻滞剂）会导致不射精，可以对57%的POIS患者进行有效的治疗。由于POIS被认为是由射精引起的，研究者决定尝试阻止射精，并告知患者即使没有射精也可能经历性高潮。因此，选择赛洛多辛作为一线治疗。符合初步诊断标准的患者在性交前2小时接受赛洛多辛8mg治疗。在对赛洛多辛治疗无反应的情况下，要求患者在经历性高潮后进行尿液精子计数以排除逆行射精。所有14位患者都开始服用赛洛多辛8mg，其中8人（57.1%）对结果满意，没有射精，也没有出现POIS症状。因此，赛洛多辛也可能对POIS进行有效地治疗。

（五）手术治疗

Huang等报道了第一例使用输精管造影术、附睾切除术和输精管结扎术来治疗POIS的患者。该患者42岁，诊断为POIS，伴有皮疹。患者使用了泼尼松和吗替麦考酚酯分散片，并坚持长达1年的治疗。治疗后患者的皮疹症状显著缓解，而POIS症状未见改善。

患者入院后体格检查发现左侧睾丸鞘膜明显积液，左侧附睾明显增大。患者的自身免疫抗体筛查、激素水平测试均显示正常范围。经过讨论后，医生对患者进行了双侧输精管造影术、双侧附睾切除术、双侧输精管结扎术。术后对切除的附睾进行组织学检查，发现为附睾炎。患者术后3周开始进行性生活，逐渐增加到每周2次。经过2个月的随访，患者的POIS症状，尤其是最严重的皮疹和头痛症状明显缓解。这个病例表明，手术治疗对POIS患者具有明显的效果。

（六）其他治疗

其他的一些治疗方法在治疗POIS中也被采用，但到目前还没有公认。

Abdessater总结的治疗方式是POIS患者接受抗组胺药、SSRI、苯二氮䓬类药物治疗，但并没有疗效。Ashby也报道了使用非甾体抗炎药（双氯芬酸）成功缓解POIS症状（高达80%的改善）的病例，并使患者的性交频率从每月2次增加到每月4次。

五、预后与预防

整体而言，经过准确的诊断和合理治疗，POIS患者的症状改善率可以接近80%。

POIS患者及医生都一直在努力寻找有效的疾病预防办法，但还没有满意的结果，大多数患者曾经试图通过避免或严格控制性行为来防止出现POIS症状，但这显然不是解决问题的最佳办法，也往往难以做到。由于POIS的具体病因和发病机制依然不清楚，且存在显著的异质性特点，目前尚难以开展有效的预防工作，只能进行相应的对症治疗，后期还需要加大样本和长时间的观察随访。

（苏　浩　王　海　李宏军）

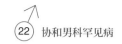

第二节 典型病例与专业解析

【病例一】 伴睾酮缺乏的性高潮后疾病综合征 1 例

患者，男性，27 岁。因射精后出现流感样症状及其他不适 5 年就诊。表现为身体疲劳、肌肉无力、情绪烦躁、记忆困难、注意力不集中。经过病史采集、体格检查及辅助检查，诊断为 POIS 伴 TD，给予对症治疗后获得改善。

一、病史

主诉：射精后出现周身不适症状 5 年来诊。

现病史：患者因射精后出现流感样症状及其他不适，表现为严重的身体疲劳、肌肉无力、情绪烦躁、记忆困难、注意力不集中，到北京协和医院男性学科门诊就诊。患者自诉射精后 5 分钟左右出现症状且持续 3 ~ 7 天，严重影响其日常生活和工作，尤其是影响性生活的感受，甚至造成严重的家庭不和谐。

既往史：过敏性鼻炎，焦虑症，慢性胃炎病史。

二、体格检查

一般状况：全身发育状况良好，呼吸、脉搏、体温、血压等生命体征平稳。

生殖器官：未见明显异常。

三、辅助检查

本例患者进行了泌尿道超声检查、激素检查、精液分析、总前列腺特异抗原（total prostate specific antigen，TPSA）、IgE 和尿液检查。

泌尿系统（肾脏、输尿管、膀胱、前列腺）超声检查及尿液检查均正常。

患者还进行了血液特异性 IgE 检测及常规精液检查。性激素检测结果：FSH 4.10IU/L，TT 2.48ng/ml（由于医院的条件限制，未检测游离睾酮），LH 3.19IU/L，PRL 8.0ng/ml，E_2 26pg/ml，TPSA 0.965ng/ml。精液分析结果显示，精子浓度和运动能力正常。血特异性 IgE 正常（正常值：< 0.35kU/L）。

PHQ-9 评分为 8 分，提示存在抑郁状态。GAD-7 评分为 9 分，提示存在焦虑状态。

自制POIS症状量表（不是经过验证的问卷）（表2-4）评分为61分，提示症状比较严重。IIEF-5是一种简短、可靠、经过验证的男性性功能评估多维度量表，评估内容包括勃起功能、性高潮功能、性欲、性交满意度和整体满意度。本例患者IIEF-5评分为19分，提示存在轻度勃起功能障碍（erectile dysfunction，ED）。

表2-4　自制POIS症状量表

症状	描述	治疗前评分	治疗3个月后评分
症状1	流感样症状	8	4
症状2	极度疲劳	8	4
症状3	肌肉无力	8	4
症状4	发热或出汗	8	5
症状5	情绪障碍或易怒	7	5
症状6	记忆困难	7	4
症状7	注意力问题	7	5
症状8	言语不连贯	2	2
症状9	鼻塞或流鼻涕	3	2
症状10	眼睛发痒	3	3
合计		61	38

注：各项均为1～10分，满分100分。

四、诊断

POIS伴TD和情绪障碍。

五、治疗与随诊

患者获得初步确诊后，给予氯雷他定10mg/d，抗过敏治疗；睾酮80mg，2次/日，增加睾酮水平；舍曲林50mg/d，治疗焦虑和抑郁。嘱患者服药3个月，观察病情变化。3个月后随访。

服药期间，患者平均每月性交7～8次。患者感觉药物治疗有效，身体疲劳、肌肉无力、情绪烦躁、记忆困难、注意力不集中、流感样症状、焦虑、抑郁及性功能均有所改善。再次检查患者的男性生殖激素，并采用PHQ-9、GAD-7、IIEF-5和自制

POIS症状量表对患者再次进行评估，结果见表2-5。此外，患者认为服药后整体症状改善程度约为50%，已不太影响日常生活和人际关系。经系统治疗后，患者症状明显改善，提示联合用药有效，建议继续巩固药物治疗。

表2-5　本例患者治疗前后检查结果

检查	治疗前结果	治疗后结果
FSH	4.10IU/L	4.51IU/L
T	2.48ng/ml	3.05ng/ml
LH	3.19IU/L	3.14IU/L
PRL	8.0ng/ml	6.2ng/ml
E_2	26pg/ml	20pg/ml
PHQ-9评分	8	3
GAD-7评分	9	4
IIEF-5评分	19	24
自制POIS症状量表评分	61	38
血液特异性IgE水平	＜0.35kU/L	＜0.35kU/L
精子质量分析	正常	正常

六、简要分析

本文报告1例POIS伴TD和情绪障碍患者，经抗过敏治疗联合睾酮补充疗法和SSRI有效治疗，为POIS的治疗提供了临床经验。

POIS的确切发病率还不清楚，病因和病情差异显著，还可能合并存在其他异常，本例患者为同时伴有TD和情绪障碍。

目前，POIS还没有被广泛接受的客观诊断标准，都是基于患者的主观感受。应尽可能筛查患者可能伴发的异常，尤其是客观异常证据。本例患者的TD就可能开启了对该疾病新的认识和治疗方向。

由于POIS的发病机制复杂，临床表现多样，治疗方案也多种多样，本例患者的临床报道进一步证实了治疗方案的多样性。POIS目前还没有公认的治疗方法，许多学者探索了AIT，已成为主要治疗策略，并联合多种综合治疗和对症治疗方法，以改善主观症状为主。

TD与本例患者可能存在关联。本例患者血清睾酮水平为2.48ng/ml，提示TD。TD可影响全身多个系统，导致男性性功能障碍、体能和精力下降、肌力和骨密度下降、代谢相关疾病和心血管系统疾病。此外，睾酮在调节免疫系统方面发挥重要作用。睾酮通过影响先天免疫系统和适应性免疫系统，作用于免疫系统的多个分支，并发挥抑制免疫反应的作用。因此，TD可导致免疫系统过度激活，增加自身免疫性疾病的风险。Bolanos和Morgentaler报道了第一个使用hCG提高血清睾酮水平，成功治疗POIS的病例，为POIS患者的激素治疗提供了依据。如果POIS患者睾酮水平较低，可以考虑hCG或睾酮补充治疗。

本例患者为27岁男性，因射精后出现严重的流感样症状及其他不适，根据Waldinger等提出的5个标准，患者诊断为POIS。实验室检查显示患者血清睾酮水平较低。PHQ-9和GAD-7评分提示患者有轻度焦虑和抑郁。IIEF-5评分提示患者存在轻度勃起功能障碍。结合临床诊断及相关文献，予患者抗过敏治疗，氯雷他定10mg，每天1次。患者血清睾酮水平较低，给予睾酮80mg，2次/日，以补充睾酮。

情绪障碍是由全身不适和抑郁引起的一种广泛的非特异性疾病症状。抗焦虑、抑郁药物治疗已成为治疗该疾病一种重要的综合疗法。因此，给予患者舍曲林50mg治疗焦虑和抑郁。SSRI可能会导致性功能障碍，如射精延迟、性欲降低、性满意度降低和ED，但本例患者使用SSRI后未出现性功能障碍，性欲和性满意度均有所改善，性生活次数较前增加。

本例患者经睾酮补充治疗后，总睾酮水平升高，但FSH或LH水平没有明显变化。推测这是因为本例患者下丘脑-垂体功能轴功能下降，导致当睾酮水平发生变化时，也不能诱发小丘脑-垂体-睾丸轴的负反馈机制来调控FSH和LH水平。

治疗3个月后，患者症状明显好转，检查结果也验证了药物治疗的有效性。值得注意的是，由于针对患者的临床症状变化没有制定标准的量表，医生根据临床症状和POIS的五项诊断标准为本例患者定制了POIS症状量表（即自制POIS症状量表），可以反映患者治疗前后的症状变化情况，但该量表的使用还没有被认同，需要临床上加以验证。

七、小结

对于伴有TD和情绪障碍的POIS患者，可以采用抗过敏治疗联合睾酮补充治疗和SSRI治疗。

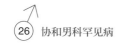

【病例二】 性高潮后综合征对自身精液过敏并不都是通过IgE途径

2015年，北京协和医院变态反应科牵头报道了中国第一例确诊的POIS患者，并与3名健康志愿者的自体精液过敏反应情况进行了对比分析。

一、病史

主诉：射精后出现一系列不适症状40余年来诊。

现病史：一位61岁男性患者来变态反应科门诊就诊，自诉在射精（包括自发性射精、自慰射精和性交射精）后出现流感样症状及其他不适40余年。患者在青春期自发性射精后第1次出现上述症状。一般在射精后60分钟开始出现症状，从很严重逐步过渡到中度程度不等。主要症状包括极度疲劳和疲惫、体内极度燥热感（特别是右下背部）、全身出汗、下肢肌肉紧张、注意力不集中、易怒、记忆困难、大脑模糊、鼻塞、打喷嚏和流鼻涕、咽喉痛、眼睛痒和畏光。这组症状在射精后第2天或第3天达到高峰，持续到第7天，随后症状逐渐消失。因为害怕经历这些可怕的症状，患者经常借故避免性交。患者的勃起功能和性欲正常，但主诉射精过快、控制力差和早泄（premature ejaculation，PE），IELT小于1分钟。此外，患者还存在一定程度的失眠。

婚育史：夫妻关系稳定，配偶体健。育2子，均体健。

既往史及其他相关病史：有过敏性鼻炎病史，进入潮湿环境后鼻炎症状加重。否认有任何常规或娱乐性的吸毒行为。

二、体格检查

一般健康状况：体健，男性第二性征发育良好。

生殖器官检查：未见明显异常，患者的生殖器和皮肤周围未见皮疹或肿胀。

三、诊断与鉴别诊断

（一）诊断方法

对照组包括3名平均年龄为28岁的健康男性对照者，他们否认经历过POIS症状。他们均愿意参加皮肤测试，但只有2人同意进行血清测试。

1. 精液过敏原提取物

用自慰的方法将新鲜精液收集到15ml无菌离心管中，室温下不受干扰地液化30分钟。然后用生理盐水将精液稀释至1:1000、1:100和1:10的浓度进行皮肤测试。剩余精液标本在-80℃保存直至使用。

2. 皮肤试验

根据标准方案，患者和3名健康对照者接受了稀释精液的皮内试验（intracutaneous test，ICT）和SPT。阳性对照和阴性对照分别为组胺（0.1mg/ml）和生理盐水。

皮肤试验后15分钟观察对自体精液的皮肤反应，当风团直径≥5mm并有局部红斑为阳性。使用以下分级系统：①风团直径＜5mm，无红斑或小红斑为阴性。②5mm≤风团直径＜10mm，小红斑为1＋。③10mm≤风团直径＜15mm，红斑直径≥10mm为2＋。④风团直径≥15mm，红斑直径＞10mm或伪足形成为3＋。⑤局部反应为3＋，伴全身过敏反应为4＋（北京协和医院对Waldinger分级系统进行了完善）。

3. 特异IgE的检测和确认

（1）荧光酶免疫分析法（unicap, pharmacia，瑞典）：采用标准程序，对人类精液、螨虫、真菌和蟑螂进行特异性IgE测定。

（2）十二烷基磺酸钠-聚丙烯酰胺凝胶电泳（sodium dodecyl sulfonate polyacrylamide gel electrophoresis，SDS-PAGE）和蛋白免疫印迹（western blotting）：采用NuPAGE®预制凝胶在还原和非还原条件下对患者和2个健康对照者的精液提取物进行SDS-PAGE分析。每泳道用20μg蛋白质。电泳后，凝胶用0.1%考马斯亮蓝R-250在甲醇-醋酸-蒸馏水（4:1:5）溶液中染色。PAGE中的蛋白转移到聚偏氟乙烯膜上。在室温下，用5%脱脂牛奶在磷酸盐吐温缓冲液（phosphate buffered saline Tween，PBST）液体中浸泡聚偏氟乙烯膜2小时，达到饱和，然后在4℃将患者和2名健康对照者的血清稀释1:5孵育过夜。用0.05% PBST冲洗，用1:1000稀释的辣根过氧化物酶（horseradish peroxidase，HRP）结合抗人IgE在室温下孵育2小时。根据制造商的说明书，使用BM化学发光印迹基质检测IgE结合蛋白。

（3）ELISA法：检测自体精液特异性IgE。取96孔板，用碳酸缓冲液（pH 9.6）稀释精液10μg包覆，4℃孵育过夜，0.05% PBST冲洗3次，37℃ 1%牛血清白蛋白阻断2小时。加入阻断缓冲液1:3稀释的自体血清标本，4℃孵育过夜，洗净，与100μl抗人IgE-HRP偶联物（Abcam）孵育。实验用底物溶液在黑暗中进行，加入0.5mmol/L的硫酸培养底物30分钟后停止酶反应。用分光光度计在495nm处测量吸光度。所有的鉴定都是一式两份。

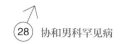

4. 精神心理状态评估

经过神经科医生的精神心理症状评估，调查相关问卷和量表。

（二）诊断结果

1. 实验室检查

除FSH、LH、E$_2$水平稍高外，常规实验室及其他激素检查基本正常，结果见表2-6。

表2-6　常规实验室检查

检查项目	患者的检测结果	正常参考值
FSH/（mIU·ml^{-1}）	9.07	2.97 ～ 6.82
LH/（mIU·ml^{-1}）	4.25	1.18 ～ 3.54
PRL/（ng·ml^{-1}）	9.80	＜18.50
E$_2$/（pg·ml^{-1}）	43.07	＜31.64
T/（ng·ml^{-1}）	4.39	3.80 ～ 7.77
PSA/（ng·ml^{-1}）	2.49	0.00 ～ 4.00
FT$_3$/（pmol·L^{-1}）	4.76	2.62 ～ 6.49
FT$_4$/（pmol·L^{-1}）	10.82	9.01 ～ 19.04
STSH/（μIU·ml^{-1}）	1.49	0.35 ～ 4.94

血清总IgE（3292kU/L）高于正常参考值（＜60kU/L）。检测到对家庭内的尘螨、真菌和蟑螂的特异性IgE水平较高，而针对精液成分的特异性IgE水平较低，＜0.35kU/L。具体特异性IgE检测结果见表2-7。

表2-7　本例患者血清特异性IgE水平

血清过敏原的来源	特异性IgE/（kU·L^{-1}）
精液	0.03
蟑螂	7.68
真菌	1.09
屋尘螨	14.60

SDS-PAGE和蛋白免疫印迹检测中显示精液SDS-PAGE有多个蛋白条带，表观分子质量为3.5 ～ 160kD。非还原性和还原性条件下自体精液标本的IgE免疫印迹，与患

者和2个健康对照者的血清孵育，没有发现IgE结合带。

ELISA检测未发现本例患者及健康对照者1/健康对照者2存在针对精液成分的特异性IgE，本例患者、健康对照者1/健康对照者2的吸光度与空白相似。

2. 皮肤测试

患者和3名健康对照者均接受了自体精液的SPT和ICT，具体结果见表2-8。自体精液1∶100稀释后进行ICT形成一个直径为9mm的风团。自体精液1∶10稀释后进行SPT形成一个直径为5mm的风团。3例健康对照者血清ICT（滴度分别为1∶10和1∶100）均呈阳性。3名健康对照者的SPT为阴性。

表2-8 ICT和SPT结果

皮肤试验	精浆浓度	患者		健康对照者1		健康对照者2		健康对照者3	
		水疱/mm	红斑/mm	水疱/mm	红斑/mm	水疱/mm	红斑/mm	水疱/mm	红斑/mm
ICT	1∶10	UD	UD	UD	UD	12	35	13	25
	1∶100	9	35	5	10	11	28	4	4
	1∶1000	7	20	6	6	3	3	3	3
	1∶10 000	7	15	3	3	3	3	UD	UD
	0.01mg/ml组胺	9	30	7	20	11	23	12	28
	生理盐水	3	3	3	3	3	3	3	3
SPT	1∶1	3	3	UD	UD	UD	UD	UD	UD
	1∶10	5	30	3	3	3	3	3	3
	1∶100	5	7	3	3	3	3	3	3
	1∶1000	UD	UD	UD	UD	UD	UD	3	3
	0.01mg/ml组胺	5	30	3	20	7	25	7	31
	生理盐水	3	3	3	3	3	3	3	3

注：UD，未检测。

3. 其他辅助检查

泌尿系统（肾脏、输尿管、膀胱、前列腺）超声及头颅MRI均未见异常。精神心理症状评估调查的相关问卷和量表提示患者存在焦虑和轻度强迫。

（三）初步诊断

本例患者根据Waldinger等公布的5项标准临床诊断为POIS，伴终身早泄和过敏性鼻炎，同时伴有失眠、焦虑和轻度强迫症。

（四）鉴别诊断

经过系统检查排除了前列腺疾病。

四、治疗

POIS的时间进程与Ⅰ型过敏反应一致，可立即发生，也可在2～8小时后发生。POIS的症状，尤其是流感样症状，与典型的Ⅰ型超敏反应不一致，而与Ⅳ型超敏反应一致。抗组胺药物治疗无效。

医生对本例患者采用对症和支持的方法给予系统治疗，主体症状得到一定程度的控制。

五、预后和预防

由于本例患者的自身特殊原因，包括隐私性等，以及医生对该疾病的病理生理机制认识不清，没有进行后续跟踪随访，导致对其预后情况不明。因此，还不清楚其自然病程和疾病转归，也缺乏有效的预防措施。

六、讨论

（一）疾病的基本特征

POIS是一种罕见病，并被美国国立卫生研究院（National Institutes of Health，NIH）罕见病研究办公室所认定，患病率尚不清楚。在过去的10年里，只有大约50例被记录在案。然而，在网络论坛上自我报告的病例正在迅速增加。POIS的真实患病率可能会很高，很可能没有得到充分的认识和诊断。虽然隶属于罕见病，但对成年男性的生活质量具有显著的不良影响，值得关注。

本研究报告了中国第一例确诊的POIS病例，描述了其临床和实验室特征，尤其是血清中针对精液成分的特异性IgE，并与健康男性自体精液的过敏反应分析结果进行对比。与其他报道的病例一致，本例患者的实验室常规检查和激素评估正常。考虑到患者的年龄，FSH、LH、E_2浓度稍高是可以理解的。

（二）本例发病机制探索

目前医学界对POIS的病因认知尚不清楚，但存在许多假说，在此结合本例的检测特点加以介绍。

最初，Waldinger和Schweitzer表示，在射精期间，许多物质被释放到血液中，对其中一种或多种物质反应可能会发生过敏反应。Waldinger等推测，POIS患者对自己的精液产生免疫原性反应，使用稀释的自体精液进行皮肤试验呈阳性，POIS患者的AIT成功，证实了这一点。

Ashby和Goldmeier提出，紊乱的细胞因子或神经内分泌反应驱动POIS症状。Dexter推测POIS可能是由缺乏孕激素引起的。2011年，Waldinger和合作者的一项研究表明，88%的患者的自体精液皮肤试验呈阳性，并得出结论，对自身精液的Ⅰ型和Ⅳ型超敏可能导致疾病症状。免疫原假说随后得到2名男性增加自体精液剂量的脱敏治疗成功的支持。这2项研究都有明显的局限性：一是没有健康男性作为对照，降低了皮试结果的有效性，二是后一项研究不是随机的安慰剂对照临床试验。因此，治疗效果不确定。

对人类精液过敏是一种罕见的事件，只在女性中有较多的研究和报道。精液过敏症的女性表现为皮肤试验阳性，或对整个精液或精浆蛋白抗原过敏所产生的血清特异性IgE显示为阳性。Farley提出，POIS患者存在对精液的自体超反应性免疫反应。尽管Waldinger等证明，POIS患者自体精液皮肤试验呈阳性，但POIS和具有其他过敏症状患者的总IgE水平都较低，而且非特异体质的POIS患者也是如此。然而，他们的研究并没有测量POIS患者的血清特异性IgE。没有POIS的健康男性对自体精液的过敏数据也从未发表过。

POIS的症状类似于阿片样戒断综合征，包括身体症状（类似流感样症状、出汗和鼻炎）和心理症状（焦虑、抑郁和注意力难以集中）。这些症状可持续2～7天。阿片类药物参与调节性行为过程所产生的积极情感状态。μ-阿片受体被认为在控制这种行为中起着至关重要的作用。POIS患者可能存在内源性μ-阿片受体系统紊乱。性高潮消耗了患者大量的内源性阿片类物质，导致一系列类似于阿片类物质戒断的症状。我们推测，大脑中的化学成分失衡可能是本例POIS患者的病理生理基础，心理因素可能是发病和加重的危险因素。对性高潮后神经生化改变的进一步研究可能有助于全面理解POIS的病理机制。此外，患者被诊断为失眠、焦虑和轻度强迫症，这些精神心理因素可能会提高对身体变化的感知，诱发或加重POIS的症状。

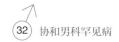

（三）疾病伴发的现象或问题

1. 过敏/自身免疫问题

本例患者有家虱和真菌引起的特应性鼻炎。Waldinger等报告的45名白人男性POIS患者中，26人（58%）报告了过敏性体质，与其他报告的病例相似。

我们确诊了1例对自体精液过敏的患者，用1:10和1:100稀释的精液进行皮内皮肤注射和SPT，呈现轻度阳性反应（1+）。Waldinger等报告了2名患者对1:40 000稀释后的精液呈明显阳性反应（4+）。Nguyen等用新鲜的自体精液标本对精液过敏的男性进行了皮肤针刺和皮内试验，结果为轻度阳性。然而，皮内试验明显呈阳性，且与较强的过敏反应强度相关。对精液抗原的不同皮肤反应可能解释不同的分级系统和皮肤测试的结果差别。

人的精液中有多种炎症细胞因子和趋化因子，包括TGFβ1.CXCL8（ex-IL-8）、GRO（CXCL1/Th17）、单核细胞趋化蛋白1（MCP-1）、IL-13、IL-17，其中一些可以激活嗜碱性细胞或肥大细胞。例如，Conti等研究表明，MCP-1对肥大细胞具有趋化活性，在组胺的释放中起着重要作用。Geiser等报道，IL-8和GRO蛋白对嗜碱性细胞具有活性，表明其趋化性和细胞内钙浓度的变化。精液中还可存在高浓度精胺（2～15mmol/L），可能会损伤内皮细胞。Yang等表示，200μmol/L外源精胺可诱导人脐静脉内皮细胞损伤。由此推测，这些物质注射到患者和健康对照者的皮肤中，可能会直接刺激皮肤，引起丘疹和红斑。

精液过敏大多症状是由经典的IgE介导反应诱发的，但目前还没有报道POIS中IgE检测的数据。我们在患者的血清中用ELISA和蛋白免疫印迹方法均没有检测到针对精液成分的特异性IgE的存在。

此外，本研究一个有趣的发现是，3名健康对照者对自体精液有积极的皮肤反应，比POIS患者更明显。皮下注射（滴度1:10和1:100）为2+，而SPT在3个健康志愿者中为阴性。

2. 情绪障碍

不同于以往发表的病例，本例患者存在轻微的强迫症和焦虑症。虽然POIS患者存在主观感受异常的问题，不能排除情绪障碍与疾病的关联，甚至有些学者试图探索神经递质异常改变在POIS发病机制中的作用，但由于以往的研究容易忽视情绪障碍在疾病中的作用，POIS和精神心理异常之间的关系尚未明确，需要跟进研究，尤其是需要开展大样本的观察报道。

3. 早泄

本例患者还经历了LPE，这与Waldinger等报道的结果一致。他们发现56%的POIS患者患有PE，这两种疾病或现象均与精神心理因素有关，但目前还没有POIS和PE之间相互作用的数据，也难以判断早泄是否是POIS的一种表现形式，还是两种独立的疾病或问题，或许均与情绪障碍相关联。

七、小结

本例患者为中国报告的第一例POIS病例，患者和健康对照者对自体精液均存在阳性过敏反应，但患者未检测到精液特异性IgE。男性精液过敏可能不是由IgE介导的，即不是POIS的发病机制。

（苏　浩　郭　野　李宏军）

第三节　性高潮后综合征的中医诊疗理念

中医把男女性交称为"房事"或"同房"。在中医的理念中，性高潮后综合征属于"房中病"的范畴，又称房事异常性疾病，是由房事引起的、在房事性高潮后产生的身体不适感或病理现象。

我国古代医家对本病病因的研究十分深入，并且对房事后引起的各种症状进行了防治性探索。《素问·痿论篇》云："入房太甚，宗筋弛纵。"《素问·汤液醪醴论篇》指出："嗜欲无穷，而忧患不止，精气弛坏，营泣卫除。"《灵枢·邪气脏腑病形》明确指出："有所用力举重，若入房过度，汗出浴水，则伤肾。"可见，古代医家认为房事过度为本病发生的重要原因。《灵枢·百病始生篇》："醉以入房，汗出当风伤脾；用力过度，若入房汗，出浴则伤肾。"《丹溪心法》中云："劳瘵一症，非止一端，其始也，未有不因气体虚弱，劳伤心肾而得之，以心主血，肾主精，精竭血燥，弱劳生焉。"可见，在病因病机方面，古人认为本病的发生以肾为核心，与肝、脾密切相关。肾藏精，肾主生殖，故房事劳累常以肾精亏损为主要表现。肾水亏虚、阴不制阳是影响其他脏器功能的重要因素。在养生调护方面，《素问·上古天真论篇》云："其知道者，法于阴阳，和于术数，食饮有节，起居有常，不妄作劳。"《广嗣纪要》中说："男当益其精而节其欲，使阳道之常健，女当养其血而平其气，使月事之时下。交相培养，有子之道也。"在养生保健方面，古人提倡顺应自然，房事有节。古人认为，只要房事有规律而适度，不但不会伤身，反而有利于健康和养生。

一、病因病机

（一）基本病机

本病的基本病机为肝郁肾虚。长期不良的情志刺激，或情志不遂，或所欲不得，均使肝主疏泄失职，导致精神情志活动异常，房事后过度焦虑，或情志抑郁；惊恐伤肾，肝阴暗耗伤及肾阴，均可导致肾精亏损，精不化气，则元气渐衰，出现房事后疲乏无力、气少懒言等表现。

（二）兼夹证候

1. 脾肾气虚

或先天不足，体质虚弱，或房事过度，肾气亏耗，先天不足以滋养后天，所致脾气不足，脾阳不振，清阳不升，表现为房事后严重倦怠乏力等表现。

2. 肺卫气虚

肝气郁滞，气机升降失调，卫气不达于机表，卫气固护能力失职，加之房事后不注意防护，感受风邪，邪气侵犯，卫气不固，患者则表现为鼻塞流涕，全身不适等流感样症状。

3. 心肾不交

恣情纵欲，损伤肾精、精亏阴虚。肾水不能上济于心，则心火独亢，而致心肾不交。淫思邪念也可使心火不宁，相火妄动，暗耗阴精，日久亦可形成以心肾不交为主证的房劳证。

二、辨治要点

（一）基本病机

性高潮后综合征以肝郁肾虚为基本病机。进入现代以来，社会生活节奏快，社会竞争日益激烈，男性更多地承受来自社会及家庭的压力，导致男性精神长期处于紧张、焦虑的状态，肝气郁滞，肝郁不舒，进而房事后出现疲乏无力、气少懒言、闷闷不乐等表现。肝郁不舒，肝阴暗耗，肝肾同源，肾精不足，又强行房事，损伤肾精所致，加重疾病表现。因而，肝郁肾虚为本病发生的基本病机，其他兼夹基本病机与心、脾、肺等脏腑密切相关。

（二）辨病是首要

性高潮后综合征的主要特征有两个：一是性高潮为直接诱因，患者在同房之前未出现症状或症状不明显，而在性高潮之后突然发生症状或症状加重；二是素体虚弱为内在原因，本病的发生可因为邪气内藏机体，由房事引触，发而为病；或因素体体质亏虚，不耐受房事兴奋，仍有房事过度，精气耗散而发病。

情志问题为加重因素。患者在房事中受到惊吓，或听信错误宣传，害怕同房伤肾等不良情绪问题，则很容易诱发情绪异常，进而加重同房后不适感觉，从而更加畏惧房事，形成恶性循环。因此，临床中应注重识别此类患者异常情志问题。

（三）辨证是核心

正常、有规律的性生活可使夫妻双方心情愉悦，精神焕发，中医称之为"阴阳调和"。然而，不当的房事，如房事过度，房事中受到惊吓，或听信错误宣传，担忧房事伤身，房事后偶然出现的不适往往被不良情绪影响，加重负面自我感觉，如房事后出现乏力、腰痛、畏寒等多种症状。房中病反复发作，患者自感不适，畏惧房事，肝郁不舒，则表现为情绪抑郁，闷闷不乐；长期发展，影响夫妻关系，自信心受挫，更加重恐惧心理，表现为长期慢性惊恐状态。中医认为，恐为肾之志，过度惊恐，可导致肾气受损。肾藏精，为封藏之本，房事不节，体质虚弱，则耗伤肾气，每于房事后，进一步加重疲乏无力，腰膝酸软，精力体力下降等症状，形成恶性循环。因此，房中病的发生以肝郁肾虚为核心病机，兼夹有脾气亏虚、肺卫气虚、心肾不交等证型。

（四）综合治疗是关键

性高潮后综合征的治疗原则以疏肝补肾为基础治法，同时应结合西医药物治疗、中医外治疗法、情志疏导、饮食生活方式调整等综合治疗手段，才能达到满意的效果。中药治疗方面，轻症患者，伴有情志抑郁、肝郁不舒者，可用小柴胡汤、安神定志丸等，也可用一味贯叶金丝桃专方专药，同时配伍巴戟天、肉苁蓉、刺五加等滋补肝肾，且具有疏肝解郁功效中药。中度、重症患者，可选用焦虑、抑郁相关量表进行识别，必要时可配伍抗焦虑、抗抑郁西药，中西医融合治疗，综合疗法疗效更佳。其他兼证则可根据病情，应用健脾、宁心、化痰、活血等方法，佐以相应的治法。在对房中病的治疗过程中，忌用攻伐、破血、消导之剂，以免犯"虚虚"之戒，即使标证需用上述之剂，也只可稍予轻剂为佐。临床中还可以配合针刺、艾灸、耳穴压丸、穴位贴敷等中医外治法，内外结合提高疗效。同时应注意的是，在药物治疗的同时，还要对患者进行健康教育及生活方式调整。因此，综合治疗是本病最关键的治疗方法，最终能够提高疗效，达到满意的治疗效果。

三、中医治疗

（一）内治法

1. 基本证候：肝郁肾虚证

证候：房事后心情抑郁，胸胁胀满，善太息，精神疲惫，二目无神，头昏欲睡，少气懒言，语音低微，肢体倦怠，腰膝酸软，阳痿，早泄，遗精，舌淡苔少，脉细无力。

治法：疏肝解郁，补肾填精。

方药：逍遥散合左归丸加减。方中柴胡疏肝解郁，当归、白芍养血柔肝，白术、甘草、茯苓健脾养心，薄荷助柴胡以散肝郁，煨生姜温胃和中。诸药合用，可收肝脾并治、气血兼顾的效果。同时重用熟地黄滋肾益精；枸杞子补肾益精、养肝明目；鹿龟二胶，为血肉有情之品，峻补精髓，其中龟板胶偏于补阴，鹿角胶偏于补阳，在补阴之中配伍补阳药，意在"阳中求阴"；菟丝子性平补肾。以上为补肾药组。佐山茱萸养肝滋肾、涩精敛汗，山药补脾益阴、滋肾固精，牛膝益肝肾、强腰膝、健筋骨、活血，既补肾又兼补肝脾。

加减：肝郁化火，胸胁灼痛，口干口苦者，加牡丹皮、栀子；化火伤阴，眼目干涩者，加枸杞子、黄精。早泄遗精者，加龙骨、牡蛎、金樱子以涩精。若阴损及阳，而呈精亏阳虚之证者，可用右归丸以补肾益精、温补肾阳。

中成药：逍遥散、柴胡疏肝散、左归丸、六味地黄丸。

2. 兼夹证候

（1）脾肾气虚证

证候：神疲乏力，饮食纳差，形寒肢冷，腰膝酸软，大便稀溏，小便不利，舌淡胖或边有齿痕，舌苔白滑，脉沉细无力。

治法：补脾升阳，温肾益气。

方药：补中益气汤。方中黄芪味甘微温，入脾肺经，补中益气，升阳固表，故为君药。配伍人参、炙甘草、白术，补气健脾为臣药。当归养血和营，协人参、黄芪补气养血；陈皮理气和胃，使诸药补而不滞，共为佐药。少量升麻、柴胡升阳举陷，协助君药以升提下陷之中气，共为佐使。炙甘草调和诸药为使药。

加减：纳差者，加佛手、香橼和胃温中；神疲乏力者，再加党参、太子参补气健脾；小便不利者，加车前子、川牛膝活血利水。

中成药：补中益气丸、归脾丸。

（2）肺卫不固证

证候：性高潮后容易感冒，鼻塞流涕，容易汗出，体倦乏力，周身酸楚，面色苍白、少华，苔薄白，脉细弱。

治法：补肺益气，固表止汗。

方药：玉屏风散。方中黄芪甘温，内补脾肺之气，外可固表止汗，为君药；白术健脾益气，助黄芪以加强益气固表之功，为臣药；佐以防风走表而散风邪，合黄芪、白术以益气祛邪。且黄芪得防风，固表而不致留邪；防风得黄芪，祛邪而不伤正，有补中寓疏，散中寓补之意。

中成药：玉屏风颗粒、黄芪颗粒。

（3）心肾不交证

证候：心烦不寐，心悸怔忡，烦热盗汗，健忘，腰肌酸软，滑精早泄，舌红尖赤或口舌生疮，脉细数。

治法：交通心肾。

方药：黄连阿胶汤合交泰丸。方中重用味苦之黄连、黄芩泻心火，使心气下交于肾，正所谓"阳有余，以苦除之"；芍药酸甘，养血滋阴，助阿胶滋补肾水，共为臣药。佐以鸡子黄，上以养心，下以补肾，并能安中。配伍交泰丸，共奏交通心肾之功。

加减：滑精早泄者，加龙骨、牡蛎、金樱子以镇摄其精。

中成药：交泰丸、天王补心丹。

（二）外治法

1. 针刺治疗

选穴肾俞、关元、气海、足三里、三阴交。毫针针刺用补法，适用于所有房劳证型。

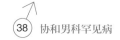

2. 耳穴疗法

选穴交感、皮质内、神门、肾、肝、耳背肝。用王不留行耳穴压豆，每一个穴位贴3～4天，每天按压5～6次。3次为1个疗程，左右耳交替进行。适用于房劳肝郁气滞证型。

3. 艾灸治疗

选穴用关元、足三里、气海、肾俞。选用隔姜灸，以艾灸3壮为度。适用于房劳精亏气衰证型。

（三）其他疗法

1. 益肾元气饮

生地黄5g，菟丝子5g，枸杞子5g，黄芪3g，菊花3g，大枣3枚，可加适量冰糖，煮开后晾凉饮用。

2. 疏肝调志饮

贯叶金丝桃5g，合欢花5g，太子参5g，枸杞子5g，代茶饮，一起放入杯中，开水冲泡。

四、预防与调护

本病的预防与调护应做到以下几点：保持心情愉悦，不应偶尔出现同房后不适而过度担忧、畏惧，容易加重病情；性生活要适度且有规律，要根据个人体质情况来确定房事的频度，以房事后无头晕、腰酸、乏力等不适为度；同房环境应以舒适为度，寒冷、潮湿、当风处不宜行房事，行房出汗时应注意保暖，行房后勿贪凉饮冷或洗冷水澡；同房环境应避免外界因素干扰，导致精神处于高度紧张状态，时时担心被人发现而惊恐极可能引发房中病；旧病未愈、新病初染或大病初愈都应视情况禁忌房事。患病后身体正气虚弱，且邪气缠身，为更好地治疗和调护，以及避免传染配偶，故而不宜行房事。

五、中医专方介绍

1. 五子衍宗丸

枸杞子20g，菟丝子20g，覆盆子10g，五味子10g，车前子10g。用于肾精亏虚证房事劳伤，伴有少弱精子症。

2. 二仙汤

仙茅9g，淫羊藿9g，当归9g，巴戟天9g，黄柏4.5g，知母4.5g。适用于房事过度，肾阴不足房劳。

六、典型病例与解析

（一）验案一

患者，男性，45岁。2019年6月12日初诊。

主诉：房事后忧愁烦闷、精力体力下降半年，加重1周。

现病史：患者半年前出现房事后忧愁烦闷、精力体力下降，近1周症状加重，遂来医院就诊。刻下症：房事后忧愁烦闷，喜怒无常，精力、体力下降，畏惧房事，勃起不坚，平时工作压力较大，易倦怠，失眠多梦，小便淋沥，大便正常。查体未见明显异常。舌体胖大，边有齿痕，舌质暗，苔薄黄，舌底络脉迂曲，左脉沉弦，右脉沉细。西医诊断：性高潮后综合征。中医诊断：房中病（肝郁肾虚）。治法：补肾疏肝、清热利湿散瘀。处方：逍遥散加减。具体药物为：柴胡12g，人参3g（单煎），五加皮10g，茯苓15g，白术9g，当归12g，白芍15g，陈皮6g，炒栀子9g，丹参15g，通草3g。14剂，水煎服，1剂/日，分早晚温服。

二诊（2019年6月26日）：房事1次，患者情绪较前稳定，精力、体力有所恢复，仍失眠多梦，小便淋沥。舌体胖大，边有齿痕，舌质暗，苔薄黄，左脉沉弦，右脉沉细。上方加巴戟天20g，石菖蒲12g，萆薢9g。14剂，水煎服，1剂/日，分早晚温服。

三诊（2019年7月12日）：房事4次，患者情绪稳定，精力、体力基本恢复如常。舌质红，苔薄黄，脉沉缓。予上方加郁金9g，枸杞子12g。14剂，水煎服，1剂/日，分早晚温服。1个月后随访，患者已无明显不适。

按语：患者为中年男性，肾元衰半，精力、体力出现生理性衰退，房事后肾精亏耗，加重不适症状，更加畏惧房事。肾司开阖的功能不能正常发挥，故小便淋沥；同时工作压力较大，暗耗肝血，血虚不能养心，故失眠多梦；肝血难以涵养气机，气机逆乱，故喜怒无常；肝主筋脉，血虚气郁则不能濡养宗筋，故勃起不坚。舌质暗、舌底络脉迂曲，乃瘀血内结的征象。舌体胖大，边有齿痕，乃脾虚湿盛的征象。苔薄黄则显示内有热象。基于以上因素，诊断为郁证，辨证为肾虚肝郁、湿热互结、兼夹瘀滞，以逍遥散加减治疗。方中人参、五加皮补肾壮骨，陈皮、柴胡疏理肝气，当归、白芍濡养肝血，丹参清热活血，茯苓、通草利湿通淋，栀子清热除烦，白术健运脾气，使诸药得以畅行药效。二诊时诸症均有减轻，仍睡眠质量欠佳，小便淋沥，加巴戟天补肾助阳、培补元气，加石菖蒲安神益志，加萆薢与茯苓、通草相合，增强利湿通淋之力。三诊时诸症较前又有减轻，同房次数增加，加郁金解郁安神，加枸杞子补益肝肾，以巩固疗效。

（二）验案二

患者，男性，25岁。2019年8月16日初诊。

主诉：房事后严重乏力半年。

现病史：患者诉婚后频繁房事，每日2～3次，近半年房事后出现明显疲乏无力，气少懒言，精力、体力明显下降，伴头晕目眩，记忆力差，失眠多梦，形体消瘦，面色萎黄，食少纳呆，腹胀便溏，舌淡苔白，脉弦细。西医诊断：性高潮后综合征。中医诊断：房中病（精血亏虚证）。治以补肾填精，益气养血。处方：归脾丸加减。具体药物为：黄芪20g，白术20g，茯神15g，当归10g，龙眼肉15g，远志10g，酸枣仁10g，淫羊藿10g，补骨脂10g，阳起石15g，人参10g，木香10g。14剂，水煎服。嘱患者减少房事，频率每周2～3次为度。

二诊（2019年9月1日）：服药后患者诉精力体力明显转佳，睡眠可，饮食消化均有显著改善。建议患者继续巩固治疗，定期复诊。

按语：患者新婚，近半年频繁房事，暗耗阴精，精血亏虚，而致疲乏无力，气少懒言。方用归脾丸补肾益气、养血填精。方中人参补五脏，安精神，定魂魄。可补气生血，养心安神。龙眼肉补益心脾，养血安神，共为君药。黄芪、白术助人参益气补脾，当归助龙眼肉养血补心，同为臣药。茯神、远志、酸枣仁宁心安神。木香理气醒脾，与补气养血药配伍，使之补不碍胃，补而不滞，具为佐药。再加淫羊藿、补骨脂、阳起石，味咸性温，补肾壮阳，充实元阳，元阳足则脾阳可温，运化水谷有力，气血生化不断。

（三）验案三

患者，男性，49岁。2020年5月14日初诊。

主诉：房事后泄泻1月。

现病史：患者近1月因多食生冷瓜果，房事后出现泄泻，现晨起腹痛泄泻，大便4～5次/日，质稀，伴性欲下降，勃起功能障碍1年余，面色无华，神疲懒言，畏寒，腰膝酸软无力，夜尿频，舌淡，边有齿痕，脉沉细弱。西医诊断：性高潮后综合征。中医诊断：房中病（脾肾阳虚证）。中医治法：温肾暖脾止泻。处方：理中汤合四神丸加减。具体药物为：党参10g，炒白术12g，炮姜5g，炙甘草5g，肉豆蔻6g，补骨脂10g，五味子6g，吴茱萸3g，炒白芍15g，茯苓15g，炒山药15，黄连3g，木香6g，仙鹤草15g，焦山楂10g，焦神曲10g。14剂，水煎服。

二诊：患者诉泄泻好转，阴茎已能勃起，性欲明显好转，夫妻感情改善。改服金匮肾气丸3个月。

按语：本案患者因多食生冷瓜果，发生房事泄泻，中医认为久泄不愈，脾病及肾，终致脾虚、肾虚共存，虚寒、湿热错杂，方选理中汤合四神丸加减，方中党参、炒白术、炮姜、炙甘草（理中汤），补脾阳以接肾阳，干姜易炮姜更增温中止泻之力；补骨脂、肉豆蔻、吴茱萸、五味子（四神丸），温肾阳以暖脾土，脾肾同治以达止泻之效，方中黄连、补骨脂，取连脂清肠汤之意，黄连清肠化湿驱邪，防止"闭门留寇"治其标实，补骨脂辛苦温，入肾经，补温肾阳，《本草纲目》谓之"治肾泻，通命门，暖丹田"治其本虚。二者配伍清热而不损阳，温阳而不留邪，标本兼顾，共奏温清止泻之功。

七、性高潮综合征伴随症状中医辨治介绍

（一）性高潮后综合征伴郁证

性高潮综合征伴郁证，中医称为房事郁证，是由情志不舒、气机郁滞所致，以房事后心情抑郁、情绪不宁、烦躁易怒、胸部满闷、胸胁胀痛等为主要临床表现的一类病证。

1. 病因病机

房事郁证的发生病因主要为肝失疏泄，脾失健运，心失所养，应依据临床表现，辨明其受病脏腑侧重之差异。临证应辨别证候虚实，实证病程较短，表现精神抑郁，急躁易怒，胸胁胀痛，时欲太息，脉弦或滑；虚证则病已久延，症见精神不振，心神不宁，心悸，虚烦不寐，脉细或细数等。

（1）肝气郁结：长期不良情志刺激、情志不遂等精神因素，均可使肝失条达，气机不畅，以致肝气郁结，表现为情志抑郁、心情低落等症状。

（2）气郁化火：长期情志不遂，可致肝失疏泄，气郁化火，表现为急躁易怒，烦闷不安等表现。

（3）心脾两虚：忧愁思虑，精神紧张，畏惧房事，使脾气郁结，或肝气郁结之后横逆侮脾，均可导致脾失健运，表现为面色苍白、神疲乏力、饮食不佳、大便稀溏等症状。

（4）心肾阴虚：所愿不遂，精神紧张，房事过度，损伤心肾之阴，致心悸、短气、自汗、五心烦热、口燥咽干之症。

2. 辨治要点

（1）辨识分轻重：临证中应尤其注重患者房事郁证的辨识。临床中，部分患者虽以房事后腰痛、乏力为主诉就诊，仍应详细询问病史，判断是否存在焦虑、抑郁状态。部分患者因房事后出现不适症状，则更加畏惧房事，加重抑郁焦虑情绪。必要时可用PHQ-9、GAD-7进行临床评估。

（2）辨治分虚实：房事郁证以理气解郁、调畅气机、怡情易性为主要治法。实证，首当理气开郁，肝郁不舒以疏肝养肝之法治之，肝郁化火则以柔肝清肝治之。虚则补之，或养心安神，或补益心脾，或滋养肝肾。

（3）用药可中西医融合：轻症房事郁证患者可用疏肝解郁等中药、中成药调理。中、重度患者需配合应用抗焦虑、抑郁药物，如SSRI类药物。必要时，需与心理科医生联合会诊。

3. 中医治疗

［内治法］

（1）肝气郁结证

证候：房事后精神抑郁，情绪不宁，胸部满闷，胸胁胀痛，痛无定处，脘闷嗳气，不思饮食，大便不调，苔薄腻，脉弦。

治法：疏肝解郁，理气畅中。

方药：柴胡舒肝散加减。方中以柴胡功善疏肝解郁，用以为君。香附理气疏肝而止痛，川芎活血行气以止痛，二药相合，助柴胡以解肝经之郁滞，并增行气活血止痛之效，共为臣药。陈皮、枳壳理气行滞，芍药、甘草养血柔肝，缓急止痛，均为佐药。甘草调和诸药，为使药。

加减：胸胁胀痛者，加川楝子、元胡；不思饮食者，加神曲、麦芽。

中成药：逍遥散。

（2）气郁化火证

证候：房事后急躁易怒，胸胁胀满，口苦而干，或头痛，目赤，耳鸣，或嘈杂吞酸，大便秘结，舌质红，苔黄，脉弦数。

治法：疏肝解郁，清肝泻火。

方药：丹栀逍遥散加减。药用丹皮、炒栀子、柴胡、茯苓、炒白术、炙甘草、当归、白芍等。方中丹皮清热凉血以清血中伏火，栀子泻火除烦并能导热下行，两者合用以平其火热；柴胡长于疏肝解郁，使肝郁得以条达；白芍酸甘，敛阴养血、柔肝缓急；当归辛温，养血活血，归、芍与柴胡相伍，使血气和而肝气柔，养肝体而助肝用；白术、茯苓、甘草益气健脾，一取《金匮要略》"见肝之病，知肝传脾，当先实脾"之意，实土以防木乘，又因"脾胃为气血生化之源"，补脾胃以助营血生化，再则借茯苓宁心安神之功以助眠。全方宗《黄帝内经》"木郁达之""火郁发之"之意，共奏疏肝健脾、清热养血、宁心安神之功，由此则肝郁得解、肝火可清，而夜寐自安。

加减：口干口苦者，加龙胆草、天花粉、石斛；嘈杂吞酸者，加法半夏、陈皮、煅瓦楞；大便秘结者，加决明子、肉苁蓉。

中成药：丹栀逍遥丸。

（3）心脾两虚证

证候：房事后头晕神疲，心悸，胆怯，失眠，健忘，纳差，面色不华，舌质淡，苔薄白，脉细。

治法：健脾养心，补益心血。

方药：归脾汤加减。方中以人参、黄芪、白术、甘草甘温之品补脾益气以生血，使气旺而血生；当归、龙眼肉甘温补血养心；茯苓（多用茯神）、酸枣仁、远志宁心安神；木香辛香而散，理气醒脾，与大量益气健脾药配伍，复中焦运化之功，又能防大量益气补血药滋腻碍胃，使补而不滞，滋而不腻；用法中姜、枣调和脾胃，以资化源。

加减：失眠健忘者，加益智仁、柏子仁；面色不华，加熟地黄、川芎。

中成药：归脾丸。

（4）心肾阴虚证

证候：情绪不宁，心悸，健忘，失眠，多梦，五心烦热，盗汗，口咽干燥，舌红少津，脉细数。

治法：滋养心肾。

方药：天王补心丹加减。方中重用甘寒之生地黄，入心能养血，入肾能滋阴，故能滋阴养血，壮水以制虚火，为君药。天冬、麦冬滋阴清热，酸枣仁、柏子仁养心安神，当归补血润燥，共助生地黄滋阴补血，并养心安神，俱为臣药。玄参滋阴降火；茯苓、远志养心安神；人参补气以生血，并能安神益智；五味子之酸以敛心气，安心神；丹参清心活血，合补血药使补而不滞，则心血易生；朱砂镇心安神，以治其标，以上共为佐药。桔梗为舟楫，载药上行以使药力缓留于上部心经，为使药。

加减：五心烦热者，加知母、黄柏；盗汗者，加浮小麦、麻黄根；口燥咽干者，加石斛、天花粉。

中成药：天王补心丹。

［外治法］

（1）针刺疗法

取穴：内关、神门、太冲、后溪、三阴交、太溪。

操作：常规进针，内关、神门二穴只需进针时稍加捻转1～2次即可，其余各穴可用捻转提插补法，行针10分钟，再留针20分钟。每日1次。

（2）艾灸疗法

取穴：百会、太阳、翳风、神庭、足三里、三阴交。

操作：点燃艾条，在各穴位上做雀啄灸法，施灸时间为每穴15分钟左右，热度要适当、均匀，以患者感觉舒适为度。每日1次。

4. 预防与调护

医务人员深入了解病史，详细进行检查，用诚恳、关怀、同情、耐心的态度对待患者，取得患者的信任，在房事郁证的治疗及护理中具有重要作用。告知患者正确对待各种事物，避免忧思郁怒，防止情志内伤，是防止郁证的重要措施。对郁证患者，应做好精神治疗的工作，使患者能正确认识和对待疾病，增强治愈疾病的信心，并解除情志致病的原因，以促进郁证的完全治愈。

5. 中医专方介绍

安神定志丸：茯苓30g，茯神30g，人参30g，远志30g，石菖蒲15g，龙齿15g。主治心胆气虚，心神不宁之房事郁证。

6. 典型病例与解析

（1）验案一

患者，男性，26岁。2018年6月5日初诊。

主诉：房事惊吓后情绪低落半年就诊。

现病史：患者在半年前和爱人同房中受到惊吓，后出现情绪低落、精神抑郁、善太息、心烦失眠，伴有乏力，精神不佳，心烦，情绪紧张焦虑，时恐惧房事，腰痛，睡眠多梦，易醒，偶有尿频，手足汗出，发热，纳可，大便正常。舌质红，边有齿痕，苔薄黄，脉弦细。查体：包皮稍长，无包茎。PHQ-9评分22分（重度抑郁）。西医诊断：性高潮后综合征伴抑郁症。中医诊断：房事郁证（肝郁气滞证）。治法：疏肝解郁，清心安神。处方：逍遥散加减。具体药物为：柴胡12g，当归15g，白芍15g，茯苓15g，炒白术15g，薄荷6g，郁金10g，青皮10g，五味子15g，百合30g，知母10g，莲子心5g，山茱萸15g，合欢皮15g，川续断15g，首乌藤30g，生黄芪20g。14剂，水煎服。西药予盐酸舍曲林，第1周每日半片，1周后改服1片。

二诊：患者诉用药后房事畏惧感减轻，精神可，情绪较前平稳，入睡稍难，手心汗出，舌质红，边有齿痕，苔薄黄，脉弦细。PHQ-9评分10分（中度抑郁）。前方加牡丹皮10g，女贞子20g，继服14剂。西药予盐酸舍曲林1片，每日1次口服。

三诊：用药后同房2次，情绪明显好转，睡眠改善，手心汗出减，舌质淡红，边有齿痕，苔薄白，脉弦细，PHQ-9评分4分（正常）。效不更方，嘱前方继服，盐酸舍曲林用药1个月后减量，后诸症消失。

按语：患者因初次行房事，遇外界惊吓后，一直情志不遂，畏惧房事，表现为情绪低落，精神抑郁，为中医性高潮后综合征伴郁证的范畴。故以逍遥散为基础方疏肝解郁，佐以百合、知母、莲子心清心降火；首乌藤、合欢皮安神解郁；山茱萸、五味子滋阴益精；生黄芪补肾益气，调和阴阳。配合西药盐酸舍曲林，为SSRI，临床用于抑郁患者治疗，中医认为此药具有宁心安神，解郁除烦功效，中西医联合用药，各取所长。二诊后，患者情绪低落症状明显减轻，唯余热仍在，故加入牡丹皮清心除烦，女贞子滋阴填精。三诊患者症状基本减轻，精力已基本恢复，情绪平稳，间断服药3月，患者诸证悉除。

（2）验案二

患者，男性，35岁。2020年10月15日初诊。

主诉：房事后胁痛2年，生气后加重。

现病史：患者诉近2年房事后胁痛，生气易怒，伴阴茎勃起不坚，性欲低下，精液射出后清冷。婚前曾有频繁自慰史，同房后精神疲惫，少气懒言，不喜动，善叹息，伴有腰酸乏力，头晕耳鸣，记忆力减退，舌暗，齿痕舌，舌苔薄白，脉弦。司机工作，经常熬夜，工作压力大。西医诊断：性高潮后综合征伴郁证。中医诊断：房事郁证（肝肾不足兼有血瘀）。治以补肾柔肝，活血通络。处方：左归丸加减。具体药物为：熟地黄10g，山茱萸10g，枸杞子15g，丹参20g，王不留行30g，鸡内金10g，茯苓15g，淫羊藿15g，川楝子10g，仙茅10g，炒白术15g，五味子10g，夏枯草10g，青皮10g，合欢皮30g。30剂，水煎服。西药予他达拉非5mg，每日1片口服。并嘱忌辛辣刺激之品，生活规律，避免长时间开车。

二诊（2020年11月17日）：患者诉房事后胁痛减轻，勃起功能、性欲提高，平时情绪、精神、体力等均明显改善，舌淡红，苔薄黄，脉滑数。在前方的基础上加当归15g，巴戟天15g，熟地黄10g，丹参15g。西药予他达拉非5mg，隔日1片口服。嘱患者放松心情，并让家属监督男方适当运动，改善生活方式，避免久坐。

按语：该患者为出租车司机，工作压力大，经常熬夜，郁而化火，急躁易怒；加之体型偏胖，久坐容易导致气血运行不畅，发为气滞血瘀，出现胁肋胀痛。方用左归丸加减。方中熟地黄、山茱萸、枸杞子、淫羊藿滋补肝肾，丹参、王不留行、鸡内金活血通络，配伍川楝子、青皮、夏枯草疏肝清热，行气止痛，以疏解胁痛，全方共奏滋补肝肾，活血通络之功。二诊配合西药他达拉非，增强活血通络之力，以助勃起，使性生活满意，促进夫妻关系和谐，疏解不良情绪。

（二）性高潮后综合征伴头痛

性高潮综合征伴头痛又称房事头痛、交接头痛、合房头痛等，是指房事后出现头痛的一种病症。疼痛多自后枕部起渐至全头，数个小时或2～3日后渐渐消失，每次性交均发作。

1. 病因病机

王叔和《脉经》有"足厥阴与少阳气逆，则头目痛。"肝经脉络上达巅顶，房事不畅，情志抑郁，疏泄不利，肝郁化火，直达于头，引起头痛。肾主藏精，精生髓，脑为髓海，肝肾阴亏，髓海不足，脑失所养或虚火上窜头痛。劳神过度，素体虚弱者，性欲过度，耗损肝肾之阴，髓海不足，脑无所奉则头痛，或阴亏火旺，循经上巅，窜扰脑络而头痛。

2. 辨治要点

性高潮后综合征伴头痛，以内伤头痛为主，内伤头痛则与肝、肾、脾三脏关系密切，以肝郁肾虚为基本病机。治疗原则以疏肝益肾，益精填髓为法。

3. 中医治疗

[内治法]

（1）肝郁肾虚证

证候：头晕头痛，每于性高潮后发生，情绪抑郁则加重，以头两侧或巅顶头痛为主，伴心情低落，失眠多梦，腰膝酸软，精神萎靡，视物昏花，舌红苔薄，脉弦细。

治法：疏肝解郁，滋阴填髓。

方药：杞菊地黄汤合逍遥散加减。方中熟地黄、山药、山茱萸滋补肝肾，丹皮、茯苓、泽泻泻肝肾相火，配伍枸杞子、菊花疏风清热、益精明目；柴胡疏肝解郁，使肝气得以调达，当归甘辛苦温，养血和血，白芍养血敛阴，柔肝缓急。白术、茯苓健脾去湿，使运化有权，气血有源，炙甘草益气补中，缓肝之急，为佐药。

加减：腰酸明显者，则加杜仲、川断；乏力倦怠明显者，可加生黄芪、党参、白术。

中成药：逍遥散。

（2）阴虚阳亢证

证候：头晕头痛，口苦，咽干，性欲亢进，情绪急躁，射精时间快，小便黄少，颜面潮红，五心烦热，舌红苔薄黄，脉弦数。

治法：滋阴清火。

方药：天麻钩藤饮加减。方中天麻、钩藤平肝熄风，为君药。石决明咸寒质重，功能平肝潜阳，并能除热明目，与君药合用，加强平肝熄风之力；川牛膝引血下行，并能活血利水，共为臣药。杜仲、寄生补益肝肾以治本；栀子、黄芩清肝降火，以折其亢阳；益母草合川牛膝活血利水，有利于平降肝阳；夜交藤、朱茯神宁心安神，均为佐药。

加减：口干咽痛明显者，则加玄参、麦冬；小便涩痛者，加栀子、淡竹叶、甘草梢。

中成药：知柏地黄丸。

[外治法]

（1）揉太阳穴法：每日晨起和睡前，转圈揉动太阳穴，先顺时针揉7～8圈，再逆时针揉7～8圈，反复数次，舒服为度，连续数日。

（2）耳针法：选枕、神门、脑、额，毫针刺或王不留行籽压丸或埋针。

（3）皮肤针法：用皮肤针叩刺印堂、太阳及头痛处，出血少量，适用于伴有外感症状的房事后头痛。

4. 预防与调护

劳逸结合，切忌过度消耗脑力或者体力。饮酒、饥饱、疲劳等时勿交合。有高血压、脑血管病者，宜节制房事，房事应徐缓进行，勿过度激烈。可适当加强体育锻炼，保持情绪舒畅，同房时应心情平静，勿过度兴奋。

5. 中医专方介绍

大补元煎（《景岳全书》）。人参10g（另炖），熟地黄15g，山药15g，山茱萸10g，杜仲10g，枸杞子15g，炙黄芪30g，葛根15g，紫河车10g（分冲），甘草3g。主治肾精亏虚之房事头痛。

6. 典型病例与解析

（1）验案一

患者，男性，42岁。2021年7月20日初诊。

主诉：间断房事后头痛半年。

现病史：近半年同房后明显出现头痛，疼痛剧烈影响日常生活，伴有畏光，无恶心、呕吐等不适，休息后可自行缓解，此后偶尔发作，未予以重视。自行口服布洛芬1片（具体不详），尚可暂缓疼痛。刻下症：间断头痛，以巅顶、两侧太阳穴胀痛为主，偶有头晕，平素低落感、烦躁易怒交替出现，低落多于烦躁，时有悲伤欲哭，乏力、食纳一般，口干、口苦，舌干，夜休差，大便稍干，小便黄，舌红，苔黄腻。患者既往抑郁症史2年。西医诊断：性高潮后综合征伴头痛。中医诊断：房事头痛。中医辨证：肝郁化火，兼脾虚证。治法：清肝泻火、疏肝理气、兼健脾。处方：解郁安神方加减。具体药物为：柴胡9g，当归12g，炒白芍12g，合欢皮12g，炒白术15g，茯苓15g，柏子仁15g，天麻15g，柴葛15g，党参15g，炙甘草15g，薄荷（后下）6g，制远志6g，生姜10g，丹皮12g，炒栀子12g，川芎各12g，炒酸枣仁20g。7剂，1剂/日，2次/日，早晚温服200ml。嘱患者多与他人沟通，适当运动，注意休息。

二诊（2021年7月27日）：患者诉头痛较前明显减轻，口苦缓解，仍口干，睡眠情绪均改善，偶有头晕乏力，食纳一般，入睡稍差，大便不成形，小便调，舌尖稍红，苔白腻，脉弦细。在前方基础上去丹皮、栀子，加用陈皮12g，姜半夏8g，石菖蒲10g，麦冬12g。7剂，服法同前。

三诊（2021年8月8日）：患者诉本周同房后头痛近未发作，偶有头晕，情绪稳定，乏力稍减轻，入睡改善，二便调，舌淡红苔白，脉弦细。在前方基础上加用红景天、银杏叶各12g以益气活血。7剂，服法同前。继续服用3周后，其余症状消失，舌脉正常。随访1个月，患者头痛再未反复发作，情绪稳定。

按语：患者中年男性，根据其临床表现，诊断为房事后头痛，结合头痛性质及位置、情绪烦躁、口干口苦、食纳一般、乏力、大便稍干、小便黄及舌脉，属于典型的肝郁化火兼脾虚证。《金匮要略》中有"见肝之病，知肝传脾"。肝郁化火，乘脾土是关键。患者肝郁日久化热，有舌红、苔黄腻等肝郁化火的症状，兼纳食一般、乏力等脾虚证候。辨证为肝郁化火证兼脾虚。先以清肝泻火、疏肝理气为主，兼以健脾，方选解郁安神方加减。丹皮、炒栀子以清肝火，柴胡以疏肝解郁，当归、炒白芍养血平肝，合欢皮以行气解郁，薄荷以消风理血、生姜以调中解郁，制远志以安神益智，柏子仁、炒酸枣仁养心安神，天麻、川芎以行气通络止痛，柴葛以舒筋活络，炒白术、茯苓以健脾，党参、炙甘草以补脾。二诊时，患者头痛减轻，情绪改善，大便溏、肝郁化火症状明显减轻，去丹皮、栀子。食纳一般，依据舌脉，二诊病机改变，肝火已清，辨证为肝郁痰阻证，治法以疏肝化痰为法，加陈皮、姜半夏以健脾化痰；石菖蒲以醒脾开胃；口干仍在，舌尖红，遗留肝火耗伤津液的表现，加麦冬以养阴生津。三诊时，患者头痛近1周未发作，情绪可，现偶有头晕、乏力的症状，加用红景天、银杏叶以益气活血改善循环。本病案在治法上先以清肝疏肝为主，后以疏肝健脾为主。嘱咐患者常与他人交流，避免诱发因素。

（2）验案二

患者，男性，39岁。2021年3月20日初诊。

主诉：房事后头痛2月就诊。

现病史：患者诉近2月房事后频繁头痛，伴睡眠不佳，神经衰弱，3年来性生活不满意，近半年勃起不坚，性欲减退，伴头晕耳鸣，心悸，健忘，寐差多梦，神疲，两目干涩。舌质红，苔少，脉细数。西医诊断：性高潮后综合征伴头痛。中医诊断：房事头痛（肝肾阴虚证）。治以滋补肝肾，兼以清心。处方：杞菊地黄丸加减。具体药物为：枸杞子10g，菊花10g，熟地黄10g，杜仲15g，当归15g，山茱萸10g，鳖甲10g（先煎），龟甲10g（先煎），金樱子10g，远志10g，菖蒲10g，黄连9g，肉桂3g（后下）。

14剂，水煎服。中成药予乌灵胶囊，口服。

二诊：患者诉头痛减轻，睡眠明显好转，性欲转好，勃起改善，效不更方连续用药1月后症状消失。

按语：本案患者房事伤阴，进而出现头痛，睡眠不佳，伴心悸，健忘，舌红，少苔，脉细，证属肝肾阴虚，兼有心火。故治以滋补肝肾，清心降火。用枸杞子、熟地黄、杜仲，枸杞子滋补肝肾，鳖甲、龟甲血肉有情之品增强滋补肝肾之功，菖蒲、远志仿安神定志丸之意以清心安神，最后黄连配以肉桂，取自交泰丸之意，黄连大苦大寒，主入心经，善泻心火；肉桂辛甘大热，注入肾经，引火归原，既能制约黄连苦寒伤阳之性，又无助火之弊，水火既济，则心神得安。乌灵胶囊为乌灵菌粉所组成，有安神定志之效。诸药合用，头痛得减，睡眠正常，性功能恢复。

（三）性高潮后综合征伴少腹痛

性高潮后综合征伴少腹痛又称房事少腹痛，是指房事后出现少腹部位胀痛或坠胀不舒，常伴有会阴甚则下肢、腰骶等部位疼痛不适。

1. 病因病机

少腹、会阴、下肢等与肝经循行关系密切，《灵枢·经脉》说："肝足厥阴之脉，循阴股，入毛中，过阴器，抵少腹。"若情志失调，肝气不舒，气郁化火，或气火郁于下焦，或气滞血瘀，脉络不畅，为助病之因。朱丹溪曰："气血冲和，万病不生，一有怫郁，诸病生焉。故人身诸病，多生于郁。"长期性高潮后少腹疼痛，患者多焦虑多疑，寤寐不安，渐致少语孤僻，精神抑郁，甚生他变，影响着疾病的进展与治疗。可见，本病的发生与疾病进展和情志抑郁、肝气不畅密切相关。

2. 辨治要点

性高潮后出现少腹疼痛与肝郁密切相关，情志失调，肝气郁滞，络脉瘀阻，不通则痛，发为少腹疼痛；肝郁日久，阴精暗耗，肝肾不足，肾精亏虚，表现为少腹隐痛，伴性欲减退、阳痿、早泄、不育等。因此，本病属虚实夹杂，与肝肾相关，治以疏肝补肾为主，兼以活血止痛。

3. 中医治疗

［内治法］

（1）肝郁气滞证

证候：房事后出现小腹刺痛，伴会阴，腰骶部疼痛，舌暗有瘀点，苔薄黄，脉涩稍数。

治法：行气止痛，活血化瘀。

方药：逍遥散加减。本方既有柴胡疏肝解郁，使肝气得以调达，为君药；当归甘辛苦温，养血和血；白芍酸苦微寒，养血敛阴，柔肝缓急，为臣药。白术、茯苓健脾去湿，使运化有权，气血有源，炙甘草益气补中，缓肝之急，为佐药。用法中加入薄荷少许，疏散郁遏之气，透达肝经郁热；烧生姜温胃和中，为使药。

加减：夹湿热邪毒者，加白茅根、蒲公英、土茯苓清热利湿；夹瘀滞者，加郁金、川楝子、延胡索。

中成药：逍遥散、血府逐瘀丸。

（2）肝肾阴亏证

证候：头晕耳鸣，失眠多梦，健忘，乏力，五心烦热，咽干，颧红盗汗，遗精，疼痛缠绵，腰膝酸软，舌红苔薄，脉弦细。

治法：滋补肝肾。

方药：六味地黄汤加减。方中重用熟地黄，滋阴补肾，填精益髓，为君药。山茱萸补养肝肾，并能涩精；山药补益脾阴，亦能固精，共为臣药。配伍泽泻利湿泄浊，并防熟地黄之滋腻恋邪；牡丹皮清泄相火，并制山茱萸之温涩；茯苓淡渗脾湿，并助山药之健运。

加减：若小腹冷痛者，加乌药、小茴香行气止痛，温肾散寒。

中成药：六味地黄丸。

（3）肾阳亏虚证

证候：房事后少腹冷痛，阴囊及阴茎发凉，四肢厥逆，腰膝酸软或冷痛，畏寒肢冷，精神委靡不振，阳痿，早泄，精冷，舌淡，边有齿痕，苔白，脉沉细。

治法：温阳散寒，缓急止痛。

方药：当归四逆汤或暖肝煎加减。常用药物：桂枝、细辛、附子、肉桂、吴茱萸、当归、芍药、大枣、通草、炙甘草等。

加减：病势急，厥逆重者，当回阳救逆，用四逆汤加吴茱萸、小茴香、肉桂。

中成药：附子理中丸。

［外治法］

按摩治疗：取大敦、太冲、行间、阴廉、曲泉、期门、章门等穴，施以按揉、滚

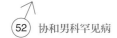

摩等手法。

4. 预防与调护

节欲保精，房事适度。同房时或同房后注意保暖，避免风寒侵袭，勿食生冷瓜果，忌冷水洗浴。房事前后不饮醇酒。房事时体位适体，勿勉强入房。平素注意预防寒邪入侵，可适当进行锻炼身体，增强体质。病后一段时间内禁房事，勿食生冷，注意休息，加强营养，保持精神舒畅。病愈后也要节制房事。

5. 中医专方介绍

少腹逐瘀汤：小茴香1.5g，干姜3g，延胡索3g，没药6g，当归9g，川芎6g，官桂3g，赤芍6g，生蒲黄9g，五灵脂6g。主治气滞血瘀之房事少腹痛证。

6. 典型病例与解析

（1）验案一

患者，男性，32岁。2020年7月5日就诊。

主诉：房事后少腹部胀痛不适2月。

病史：患者诉近2月每于房事后出现少腹部胀痛不适，以刺痛为主，逐渐加重。刻下：少腹部疼痛难忍，倦怠乏力，烦躁易怒，小便不利，尿频，尿不净，时有滴白，舌质暗红有瘀斑，舌体胖大有齿痕，苔黄略腻，脉沉弦略滑。既往有慢性前列腺炎病史。体格检查：前列腺指诊，大小正常，质地不均、稍硬，中央沟存在，有触痛。西医诊断：性高潮后综合征伴少腹痛。中医诊断：房事少腹痛（湿热壅滞，血瘀阻络）。中医治则：清热利湿，化瘀通络。具体药物为：丹参20g，王不留行20g，水蛭10g，蜈蚣2条，当归15g，赤白芍各30g，甘草10g，盐知母12g，盐黄柏12g，车前草20g。共14剂，水煎服，早晚各1次，嘱患者忌酒、禁食辛辣。

二诊（2020年7月19日）：患者仍觉小便不利，尿频，尿不净，滴白已较前明显好转，少腹部仍有疼痛，心情烦躁，舌质暗红有瘀斑，苔薄白，脉弦涩。辨证属肝郁气滞，瘀血阻络，治当行气疏肝、化瘀通络。前方去盐知母、盐黄柏、车前草，加延胡索15g，川楝子10g，青皮10g，香附20g。14剂，水煎服。并嘱患者调畅情志，注意保暖，避免感冒。

三诊（2020年8月4日）：情绪明显好转，疼痛较前减轻，可持续工作半小时左右，舌质瘀暗较前好转，苔白，脉弦涩。辨证为血瘀阻络。治当活血导滞，化瘀通络。前方去延胡索、川楝子、青皮，加桃仁12g，红花6g，乳香、没药各10g。14剂，水煎服，调护同前。间断用药半年后随诊未复发。

按语：患者既往慢性前列腺炎病史，房事后引触旧邪，发为少腹痛。方中丹参、王不留行通血脉，当归、白芍、甘草相配，酸甘化阴，发挥"解郁柔肝，养血活血"作用。水蛭、蜈蚣虫药辛咸通络，以化阻滞精室之瘀，通则不痛。配伍知母、黄柏、车前草以清热利湿，全方共奏清热利湿，化瘀通络之功，随证加减而奏效。

（2）验案二

患者，男性，28岁。2017年8月22日初诊。

主诉：房事后少腹痛伴腰痛半年。

现病史：患者诉近半年房事后明显少腹痛伴腰痛，伴腰膝酸软，小便黄。患者诉婚后一直未育，平素性生活规律，配偶27岁，曾人流一次，现一般状况良好。近半年来，曾于多家医院检查精液示少精子症，精子浓度（6～10）×10^6/ml，总数（10～15）×10^6，超声、内分泌及染色体检测均正常，诊断为男性不育症、少精子症，经服用中西药物治疗效果欠佳，舌暗红，苔白，脉沉。既往史：既往体健，否认药敏史，已戒烟戒酒。体格检查：肥胖，外阴外观正常，睾丸大小正常。辅助检查：睾丸、附睾及前列腺超声正常；内分泌正常；精液分析示精液量2.1ml，完全液化，精子总活力41.6%，（前向运动＋非前向运动）/前向运动32.90%，精子浓度7.76×10^6/ml，总数16.30×10^6。西医诊断：性高潮后综合征伴少腹痛、男性不育症（少精子症）。中医诊断：房事少腹痛，不育。中医辨证：肾虚血瘀（补肾活血）。处方：五子衍宗丸加减。具体药物为：菟丝子15g，枸杞子15g，覆盆子10g，五味子10g，车前子30g，丹参20g，制水蛭5g，王不留行30g，生黄芪30g，熟地黄20g，制何首乌10g，白芍15g，生牡蛎30g，当归10g，马鞭草15g。14剂，水煎服，早晚各1次。生活指导：增强锻炼，不吸烟饮酒，少食肥甘厚腻，不久坐，少桑拿，不穿太紧内裤，适当运动。

二诊（2017年9月8日）：患者诉房事后少腹、腰酸腰痛减轻，但仍小便黄，偶有口干。舌暗红，苔薄黄，脉沉。前方加盐黄柏6g，黄精10g，松花粉3g（冲服），继服28剂。调护同前。

三诊（2017年9月22日）：患者诉房事后少腹、腰酸腰痛明显减轻、小便正常、睡眠佳。舌淡暗、苔白，脉沉。复查精液：精液量3.2ml，完全液化，精子总活力52.6%，（前向运动＋非前向运动）/前向运动38.90%，精子浓度18.76×10^6/ml，总数60.03×10^6。患者精液常规已正常，前法继续服用28剂，巩固疗效，用法、调护同前。

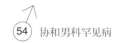

后随访，告知配偶已孕，状况良好，少腹痛、腰痛未发生。

按语：本例患者体型偏胖、缺乏运动，房事后出现少腹痛、伴腰痛，为易致痰湿内生、血行瘀滞，阻滞气血运行，不通则痛所致，其舌质暗红、小便黄乃内有血瘀与痰湿之象。方用五子衍宗丸加减，方中菟丝子补肾摄精缩尿，阴阳两补，但以补阳为主；枸杞子补阴，为补肝肾益精血之品。两药药性温和，合用则填精补髓，阴阳双调，共为君药。覆盆子益肾固精缩尿，用于遗尿遗精，为臣药。五味子收涩，涩精止遗，与车前子之通利并用，使补而不腻。配伍熟地黄，何首乌补肾益精，当归、白芍活血养肝，佐以马鞭草清热，全方共奏补肾活血之功，主治腰痛与不育，功在一举两得。本例患者虽有痰湿、血瘀等邪实表现，但考虑患者有生育需求，则以补益基础上，兼用活血利水之品，以助生育。

（四）性高潮后综合征伴感冒

性高潮后综合征伴感冒又称房事感冒、房事伤寒，是指因同房后庇护不当，外受寒邪引起的恶寒发热、头晕头痛、全身痛、疲乏无力等为特征的疾病。本病多见于素体虚弱、房事感寒者，也有寒从热化，或感受热邪者。

1. 病因病机

性高潮后感冒主要是由于房事刺激，外邪乘虚而入，或使原感外邪滞留不去而发病。或因体质虚弱，仍过度房事，更伤元气，元气亏损，无力抗邪外出，原感之邪留恋不去而发病。

2. 辨治要点

房事感冒因房事而发，临证需问清病因。其病内因以肾阴不足为主，外因以表邪内侵，其临床表现多本虚标实，治法上多以祛寒温阳为主。

3. 中医治疗

［内治法］

（1）气虚感冒

证候：素体气虚者，房事后不加庇护，易反复感冒，感冒则恶寒较重，或发热，热势不高，鼻塞流涕，头痛，汗出，倦怠乏力，气短，咳嗽咳痰无力，舌质淡苔薄白，脉浮无力。

治法：益气解表。

方药：参苏饮加减。方中苏叶、葛根为君药，发散风寒、解肌透邪。前胡、半夏、桔梗止咳化痰，宣降肺气；陈皮、枳壳理气宽胸。五药共为臣药，化痰与理气兼顾，既寓治痰先治气之意，又使肺气升降复常而有助于表邪之宣散。人参益气，与紫苏叶相伍，扶正托邪；茯苓健脾，渗湿消痰，与半夏相配，以加强化痰之功；木香助陈皮、枳壳以行气，醒脾畅中。三药共为佐药。炙甘草补气和中，调和诸药，为使药。诸药合用，共奏益气解表、理中化痰之效。人参虽为佐药，但其作用亦甚重要，故名为参苏饮。

加减：表虚自汗者，加黄芪、白术、防风益气固表；气虚甚而表证轻者，可用补中益气汤益气解表。

中成药：玉屏风散。

（2）阴虚感冒

证候：阴虚津亏，房事不甚感受外邪，津液不能作汗外出，微恶风寒，少汗，身热，手足心热，头昏心烦，口干，干咳少痰，鼻塞流涕，舌红少苔，脉细数。

治法：滋阴解表。

方药：葳蕤汤加减。方中以葳蕤为君，入肺胃经，味甘性寒，为滋阴润燥的主药，长于养阴，且滋而不腻，用以润肺养胃，清热生津。臣以葱白、淡豆豉、薄荷疏散外邪。白薇味苦性寒，其性降泄，善于清热而不伤阴，于阴虚有热者为宜。桔梗宣肺止咳以祛痰，大枣养血，甘草调和诸药。

加减：若表证较重者，酌加防风、葛根以祛风解表；若心烦口渴甚，加竹叶、天花粉以清热生津除烦；若咳嗽咽干，咳痰不爽，加牛蒡子、瓜蒌皮以利咽化痰。

中成药：青蒿鳖甲片。

［外治法］

（1）耳针疗法：选耳尖穴、肺穴、气管穴，针刺激双耳，强刺激，留针每次10～15分钟。

（2）皮肤针：对发热汗出不畅、项背疼痛者，沿督脉、膀胱经用皮肤针叩刺，之后再走罐3次。

4. 预防与调护

大病初愈，当节房事，以防复损正气，慎防寒邪乘虚而入；房事后，不可继以远行过度，饮冷贪凉，淋雨涉水，以避风寒邪气过度劳累，正气伤损，疲乏时不可即日行房，以防更伤正气，感寒而病；严冬酷暑之季，不可频于房事，以免寒热之中失精伤肾，触感寒暑而病；久病正虚之体，应慎节房事，锻炼适宜，以防复损元精而病。

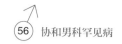

5. 中医专方介绍

参苏饮：人参6g，紫苏叶6g，葛根6g，半夏6g，前胡6g，茯苓6g，木香4g，枳壳4g，桔梗4g，陈皮4g，炙甘草4g。主治房事后外感风寒。

6. 典型病例与解析

（1）验案一

患者，男性，40岁。主因房事后反复感冒半年就诊。

现病史：患者诉近半年反复出现房事后感冒，怕冷，汗出畏风，头痛鼻塞，恶心，脘不适，嗳气，四末不温。平素常年反复感冒，冬季尤甚，舌红苔白，脉沉细。西医诊断：性高潮后综合征伴感冒。中医诊断：房事感冒。辨证：脾肺气虚证。处方：玉屏风散加减。具体药物为：生黄芪20g，炒白术15g，防风10g，桂枝10g，白芍15g，炙甘草6g，大枣10g，当归10g，半夏9g，桑叶15g，枳壳10g，莱菔子10g，旋覆花10g。14付，水煎服，日1剂。

二诊（2010年11月26日）：患者服药后自觉体力明显增加，时有上腹部胀满，嗳气，四末不温。活红苔白，脉沉细。处方：生黄芪20g，炒白术15g，防风10g，桂枝10g，白芍15g，炙甘草6g，茯苓15g，陈皮10g，半夏9g，辛夷10g，苍耳子10g，苏叶10g，包姜6g，竹茹10g，香附10g，旋覆花10g，包煎。14付，水煎服，日1剂。

按语：本案患者多年来易于外感，正气虚弱，又因房事，更加重感冒，为肾阳不足，失于温煦，肺气亏虚，卫外不固。玉屏风散见于《丹溪心法》，具有益气固表止汗之功，主治表虚自汗，易受风邪之证。方中重用生黄芪益气固表；炒白术健脾益气，二药相配，使气旺表实，则汗不能外泄，邪亦不易内侵；更配防风走表祛风并御风邪，三药组成了中有散，散中寓补之方，是临床治疗气虚卫外不固，反复感冒的常用方剂，配伍桂枝汤辛温通阳，鼓动卫气以扶正。全方共奏益气固表，温肺散寒之功。

（2）验案二

患者，男性，50岁。2016年10月13日初诊。

主诉：同房后出现流涕、鼻塞1周就诊。

现病史：患者1周前同房后出现鼻塞流涕，咽痛，咳嗽，咽痒即咳，无法入睡，伴咳少量白黏痰，咳时偶有干呕，鼻塞，无流涕及喷嚏，纳尚可，大便溏，舌红苔薄白腻，脉弦滑。予血常规＋C反应蛋白、肺功能及胸部CT检查，均未见异常。结合患者症状、化验检查及病史，西医诊断为性高潮后综合征伴感冒，中医诊断房室感冒，辨证为风邪留恋、脾虚湿盛，治以祛风解表、健脾化湿。处方：辛夷10g，荆芥10g，蝉蜕6g，生石膏30g，黄芩10g，芦根30g，苦杏仁10g，蜜麻黄6g，苏梗10g，厚朴10g，旋覆花10g，浙贝母10g，陈皮10g，清半夏10g，茯苓10g，鸡内金10g，白豆蔻10g，甘草6g。共7剂，分早晚2次饭后半小时温服。

二诊（2016年10月20日）：流涕、鼻塞等症状有所减轻，咳嗽较前减轻，无咳痰，无咽痒咽痛，无鼻塞流涕，无恶心、呕吐，食欲增加，大便正常，舌淡红，苔薄白，脉弦。前方去辛夷、荆芥、陈皮、厚朴、浙贝母、鸡内金、白豆蔻，加炒白术15g，防风6g，生黄芪15g。共7剂，煎服法同前。嘱患者咳嗽消失后可继服中成药玉屏风散颗粒2周，以巩固疗效。

按语：患者同房后出现外感症状，属于性高潮后综合征范畴，中医予祛风散寒，健脾化湿治法。全方由荆芥、蝉蜕、苦杏仁、蜜麻黄、生石膏、苏梗、清半夏、旋覆花、浙贝母、茯苓、甘草组成。该患者在风邪留恋的基础上还合并有干呕、便溏、苔腻、脉滑等脾虚湿盛表现，故用核心方疏风宣肺止咳合二陈汤健脾化痰，加厚朴下气止呕，加鸡内金、白豆蔻芳香化湿、醒脾；患者鼻塞属肺气不宣，加辛夷宣肺通鼻窍。次诊患者脾虚、痰湿内盛之征已不明显，故去陈皮、厚朴、浙贝母、鸡内金、白豆蔻；舌苔由红转淡红，为邪热已去、正虚显露之象，加玉屏风散以健脾固表治其本，去荆芥之意在于防疏泄太过反耗气伤津。

（五）性高潮后综合征伴咳嗽

性高潮后综合征伴咳嗽又称房事咳嗽，是指每因房事后出现咳嗽频作，干咳少痰，咳嗽伴有腰痛，甚者迁延数日。本病多以房事不慎，感受外邪为诱因，加之体质虚弱，不耐受房事刺激，以慢性咳嗽为主症。

1. 病因病机

《灵枢·经脉》云："肝足厥阴之脉……其支者，复从肝别，贯膈，上注肺。"肝肺共主气血调畅。肝藏血，主疏泄；肺主气，治节出。肝的疏泄功能及肺的调节推动作用正常，则人的气、血、津、精的运行和输布正常。若长期房事失败，肝郁气滞，木叩金鸣；肝郁化火、木火刑金；肝肾乙癸同源，肝血不足，肾阴亏损，均可致虚火上炎犯肺，肺失清润，肺的宣降功能失职，从而出现性高潮后咳嗽等病证。

2. 辨治要点

性高潮后综合征伴咳嗽的发生以肝、肺、肾密切相关，本病临床以虚实夹杂多见。治疗当肝肺同治，以疏肝清肺为主要治疗原则。

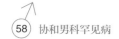

3. 中医治疗

［内治法］

（1）肝郁气逆证

证候：性高潮后出现咳嗽，胸胁胀满，性情急躁或抑郁，多有便秘，舌暗红，苔薄或腻，脉弦细。

治法：调理肝肺，解郁止咳。

方药：四逆散加减。方中取柴胡入肝胆经，升发阳气，疏肝解郁，透邪外出，为君药。白芍敛阴养血柔肝为臣，与柴胡合用，以补养肝血，条达肝气，可使柴胡升散而无耗伤阴血之弊。佐以枳实理气解郁，泄热破结，与白芍相配，又能理气和血，使气血调和。使以甘草，调和诸药，益脾和中。

加减：咳嗽有痰者，可加法半夏、生姜；咽干咽痒者，可加紫菀、枇杷叶；咳嗽经久不愈，可加五味子、白果。

（2）肺肾阴虚证

证候：房事后出现咳嗽，咳痰，痰少而黏，伴有咽干，口干喜饮，五心烦热，精神萎靡，形体消瘦，眼眶凹陷，舌红少苔，脉细数。

治法：滋阴润燥，益肾止咳。

方药：三才封髓丹加减。常用药物：人参、熟地黄、天冬、砂仁、黄柏、大贝母、甘草、玉竹、款冬花。方中熟地黄补肾中之精血；人参补气安神益智；天冬下能滋补肾阴，上能清肺以滋水源。封髓丹清下焦肾中之相火湿热。诸药配伍，共奏益气养阴，泻火固精。

加减：阴虚明显者，加当归、麦冬、龟板胶滋阴补肾；痰盛者，可用金水六君煎滋阴化痰。

中成药：六味地黄丸。

［外治法］

（1）针刺疗法：取太渊、肺俞、定喘、肾俞、足三里，毫针刺。

（2）艾灸疗法：取大椎穴、肺俞穴、风门穴、迎香穴和天突穴，每个穴位灸1次。

4. 预防与调护

（1）预防：原有咳嗽者，宜节制房事；同房时避免风寒侵袭，勿食生冷或冷浴；积极锻炼，增强体质、营养；保持良好的心情。

（2）护理：节制房事，病愈之前避免行房事，饮食清淡，忌食辛辣刺激和生冷瓜果。

5. 中医专方介绍

（1）桑杏汤：桑叶12g，杏仁9g，沙参9g，浙贝母9g，栀子6g，梨皮12g。主治阴虚有热之房事咳嗽。

（2）沙参麦冬汤：沙参12g，麦冬12g，天花粉9g，玉竹9g，桑叶9g，白扁豆9g，甘草6g。主治肺阴亏虚之房事咳嗽。

6. 典型病例与解析

（1）验案一

患者，男性，29岁。主因房事后受凉咳嗽2月就诊。

现病史：患者2个月前诉房事未注意保暖，受凉后出现咳嗽，症见咳嗽频作，痰白清稀，口干不欲饮，日甚夜轻，尿便正常，舌质淡红，苔白微黄，脉沉细。西医诊断：性高潮后综合征伴咳嗽。中医诊断：房事咳嗽。中医辨证：肺肾阴虚。中医治法：滋补肺肾，宣肺止咳。处方：止嗽散加减。具体药物为：炙甘草10g，陈皮10g，紫苑10g，桔梗10g，荆芥10g，白前15g，百部15g，北杏仁12g，黄芩10g，浙贝10g，车前子15g，石斛10g，天花粉10g。水煎服，每日1剂。经服药10剂，咳嗽消失，临床痊愈。

按语：本案为房事后受凉咳嗽，咳嗽日久，仍有寒邪内伏，遂用止嗽散加减治疗。荆芥辛温香，祛风散寒；桔梗苦开降，祛痰止咳；紫苑苦温下气，止咳除痰；百部甘苦微温，润肺止咳；白前辛苦微温，下气除痰；陈皮苦辛温，化痰止咳；北杏仁、浙贝、车前子祛痰止咳，黄芩清热；炙甘草甘温补气；石斛、天花粉滋阴润肺。共奏祛寒清热，宣肺止咳之功。

（2）验案二

患者，男性，39岁。2021年10月22日初诊。

主诉：同房后咳嗽咽痒半年。

现病史：患者近半年反复出现同房后咽痒，咳嗽，痰少，质稠难咳，咽痒，遇刺激性气味加重，伴有阵发性痉咳和胸闷，眼睛发痒，舌质红，苔薄白，脉细弦。西医诊断：性高潮后综合征伴咳嗽。中医诊断：房事咳嗽，证属风邪犯肺、痰热郁肺证。治以清热宣肺化痰、祛风利咽通窍。拟方：野荞麦30g，炒黄芩20g，薏苡仁30g，桑白皮12g，桔梗10g，浙贝母15g，地肤子20g，浮萍12g，青黛10g（包煎），蛤壳12g，射干9g，苏木10g，苏梗10g，川芎15g，炒白芍15g。共7剂，水煎，分2次温服。

二诊（2021年10月29日）：诉同房后咳嗽明显减轻，稍有咽痒，痰质转稀，易于咳出。药后风邪逐减，但痰热日久，恐伤阴耗液，故原方加芦根30g，以清热生津。再予7剂，水煎，分2次温服。

三诊（2021年11月5日）：诉药后咳嗽已减大半，咽不痒，考虑久咳伤肺，肺气不足，以原方加入太子参20g，炒白术10g，防风6g，以益气补肺。服用1个月后咳嗽完全停止，临床治愈。

按语：患者素体禀赋异常，不耐受同房刺激，肺气卫外功能失常，致肺气亏虚，风热痰互结于咽喉，致咳嗽难消，治疗先予清肺化痰、祛风利咽，药用野荞麦、炒黄芩、薏苡仁、浙贝母、桔梗、桑白皮、青黛蛤等清热化痰，地肤子、浮萍等祛风止痒利咽，射干消痰利咽，苏木、苏梗、川芎、炒白芍等解痉平喘。二诊用芦根以养阴生津，使痰液变稀易排出。三诊咳嗽已缓解，用玉屏风散（太子参代黄芪）益气固卫，防止外感诱发咳嗽反复发作。

（六）性高潮后综合征伴晕厥

性高潮后综合征伴晕厥又称色厥、房事昏厥，指在房事过程中或房事高潮时突然昏厥的疾病。多表现为手足发冷，不省人事，常伴浑身颤抖，手足抽搐，呼吸急促、冷汗淋沥等症状，多在身体虚弱而重复性交时发病。若既往体健，发生此病后可经治而愈；若既往有慢性病如心肌梗死、严重高血压等，一旦发生此病，多因救治不及时而死亡。本病发病机制是心肾衰竭，阴阳不相顺接而至阴阳离决。关于厥证，早在《内经》中就有描述。历代医家对厥证的认识不断深入，对房事导致厥证的病机有所了解，到了明代已经趋于全面。如《景岳全书·杂证谟·厥逆》指出："色厥之证有二，一曰暴脱，一曰动血也。凡色厥之暴脱者，必以其人本虚，偶因奇遇而悉力勉为者有之，或因相慕日久而纵竭情欲者亦有之。故于事后，则气随精去而暴脱不返。"

1. 病因病机

本病病因病机比较复杂，病变所属脏腑主要在肝、肾，涉及心、脾。主要病因为体虚劳倦、肾精暴脱、情志内伤。房事纵欲，肾精暴脱，气血逆乱，气血阴阳不相顺接而致昏厥为主要病理机转。其病机可归纳为3个方面。

（1）情志不遂、气机郁闭：情志不畅，肝气抑郁，或怫逆恼怒，或欲不遂愿而气血并走于上，以致阴阳不相顺接而发为厥。

（2）欲火上炎、血随气逆：素体阴虚，肝阳偏亢，若纵欲房事，阴津亏耗，相火妄动，肝气上逆，血随气升，气血逆乱于上，发生色厥。

（3）肾精暴脱、气随精脱：素体虚弱，或久病致虚，因恣情纵欲致肾精大泄，气随精脱，气脱则神散，神散则昏不识人。

2. 辨证要点

本病发病多在性高潮之后发生，临证遇到厥证时要问清诱因。色厥有虚实之分。虚证以面色苍白、四肢厥逆、大汗淋漓、脉微欲绝为主症，实证以四肢厥逆、脉实有力为主要依据。本病为急证，应以及时救治为要，以急则治标为则，"待其势定，然后因证酌治之"。厥回势定之后，再视其转归，辨证论治。

3. 中医治疗

［内治法］

（1）气郁内闭证

证候：有情绪抑郁或怫逆恼怒等诱因，房事过程中或房事后突然昏倒，四肢强直，两拳紧握，口唇青紫，脉沉弦或结代。

治法：顺气开窍，疏肝解郁。

方药：通关散合五磨饮子加味。先取前方少许吹鼻取嚏，促其苏醒，再以后方开郁畅中，降气调肝。常用药物：木香、沉香、槟榔、枳实、乌药。

加减：若肝阳偏亢，头晕而痛，面赤躁扰者，可加钩藤、石决明等；若兼有喉中痰鸣，痰壅气塞者，可加胆南星、贝母、橘红、竹沥等；若醒后心神不宁者，加茯神、远志、酸枣仁等。

中成药：四逆散、柴胡疏肝散、逍遥丸。

（2）血随气逆证

证候：房事过程中或房事后，突然昏倒，面色潮红，甚至流鼻血，舌红少苔，脉细数。治法：益阴潜阳，平冲降火。

方药：知柏地黄汤合天麻钩藤饮加味。常用药物：知母、黄柏、地黄、山药、山茱萸、泽泻、茯苓、牡丹皮、天麻、钩藤、石决明等。

加减：昏迷不醒者可吞服安宫牛黄丸；流鼻血者加地骨皮、白茅根；四肢抽搐者，加代赭石、龙骨、牡蛎；急躁易怒者，加菊花、龙胆草。

中成药：安宫牛黄丸。

（3）精泄气脱证

证候：房事过程中或房事后，突然昏倒，面色苍白，四肢厥冷，冷汗淋漓，呼吸短促，脉细无力或浮大散乱。

治法：益气回阳固脱。

方药：生脉注射液、参附注射液、独参汤加减。首先急用生脉注射液或参附注射液静脉推注或滴注，补气摄津醒神。苏醒后可用独参汤加减大补元气。

加减：厥逆较重，脉微欲绝者，加附子、炮姜；汗出多者，加黄芪、白术、煅龙骨、煅牡蛎；心悸不宁者，加远志、酸枣仁、五味子等。

中成药：附子理中丸、归脾丸。

[外治法]

针灸治疗：强刺激水沟、长强、神阙、关元、百会、十宣等穴，使之痛醒为度。

4. 其他疗法

若牙关紧闭，昏不知人，取麝香1g，温开水调和，撬开牙关将药灌下，然后含服3片人参。

5. 预防与调护

房事有节，切忌恣情纵欲，注意保精全神；保持心情舒畅，不可郁怒伤肝；积极治疗原发疾病，适度锻炼，增强体质。病后1个月内禁行房事，饮食清淡，严禁烟酒及辛辣香燥之品。

6. 典型病例与解析

患者，男性，30岁。2015年3月20日初诊。

主诉：房事中反复突发昏厥1年。

现病史：患者1年来行房事往往突然昏厥，遇情志不舒，恼怒惊骇亦常猝然昏倒，不省人事，牙关紧闭，两目闭合，手足抽搐，时而抓头捶胸，历时10～20分钟方能清醒。平素头部昏蒙，失眠多梦，健忘，腰痛，舌质淡紫苔薄白而润，脉沉弦且细。脑电图及神经系统检查均无阳性指征，服镇静催眠西药及镇肝息风类中药，终未取效。西医诊断：性高潮后综合征伴昏厥。中医诊断：房事昏厥（血随气逆，瘀血阻滞）。处方：血府逐瘀汤合甘麦大枣汤加减。具体药物为：柴胡20克，枳壳、川芎、桔梗、川牛膝、防风各10g，桃仁、红花、石菖蒲各15g，当归30g，熟地黄、小麦、灵磁石各60g，赤芍18g，炙甘草24g，大枣15枚，全蝎3g，蜈蚣3条。14剂，水煎服。

二诊：头脑清醒，腰痛减轻，睡眠佳，仅郁怒时两拇指微搦动。继服5剂，房事或稍刺激时亦不昏厥，舌质较前红润，脉虽沉已有和缓之象。为巩固疗效，原方减磁石量，加龙齿20g，续服10剂。追访1年无复发。

按语：患者平素体质虚弱，房事刺激较强，遂每于同房时稍有刺激，则气血并走于上，以致阴阳不相顺接而发为厥。气机不畅，津血为之阻遏，而有痰瘀聚结，内滞诸窍百节。固用血府逐瘀汤加减，方中桃仁、红花、赤芍、川芎、川牛膝祛瘀通脉，引血下行，柴胡、枳壳、桔梗、川牛膝宽胸理气，疏畅胸中气滞，配伍全蝎、蜈蚣活血通络，灵磁石振心安神，全方共奏顺肝气，化瘀滞，涤痰饮，可使蒙窍之浊气化解，清阳可升，神机恢复。

（赵 琦 王 彬 李海松）

参考文献

［1］陈元，何清湖，朱珊莹. 中医养生观之维和［J］. 中华中医药杂志，2019，34（10）：4914-4916.

［2］邓伟民，孙大林，金保方，等. 男性房事后疾病验案四则［J］. 山东中医杂志，2018，37（1）：73-74.

［3］李海松. 如何提高男科疾病疗效［J］. 中华男科学杂志，2020，26（11）：1039-1042.

［4］李松林. 精气神学说论男性房事养生［J］. 中医临床研究，2020，12（34）：59-61.

［5］李曰庆，李海松. 新编实用中医男科学［M］. 北京：人民卫生出版社，2018.

［6］秦国政. 中医男科学［M］. 北京：科学出版社，2017.

［7］王琦. 王琦男科学［M］. 郑州：河南科学技术出版社，2007.

［8］徐福松. 徐福松实用中医男科学［M］. 北京：中国中医药出版社，2009.

［9］杨德威，孙洁，智屹惠，等. 浅谈《黄帝内经》的房劳致病思想［J］. 浙江中医药大学学报，2018，42（9）：695-699.

［10］周宝宽，周探. 审证求因治疗房劳致记忆力下降验案［J］. 中国性科学，2012，21（6）：33-34，40.

［11］ABDESSATER M，ELIAS S，MIKHAEL E，et al. Post orgasmic illness syndrome：what do we know till now？［J］. Basic Clin Androl，2019，29：13.

［12］ALTHOF SE，MCMAHON CG. Contemporary management of disorders of male orgasm and ejaculation［J］. Urology，2016，93：9-21.

［13］ASHBY J，GOLDMEIER D. Postorgasm illness syndrome：a spectrum of illnesses［J］. J Sex Med，2010，7（5）：1976-1981.

［14］BIGNAMI B，HONORE T，TURMEL N，et al. Post-orgasmic illness syndrome［J］. Prog Urol，2017，27（7）：446-448.

［15］BOLANOS J，MORGENTALER A. Successful treatment of post-orgasmic illness syndrome with human chorionic gonadotropin［J］. Urol Case Rep，2020，29：101078.

［16］DE AMICIS K，COSTA PR，FIGO DD，et al. Immunophenotypical characterization of a brazilian pois（post-orgasmic illness syndrome）patient：adding more pieces to puzzle［J］. J Sex Marital Ther，2020，46（3）：227-233.

［17］DEPREUX N，BASAGAÑA M，PASCAL M. Negative allergy study in a case of postorgasmic illness syndrome（POIS）［J］. Rev Int Androl，2018，16（1）：42-44.

［18］HAMDI G，BEN AMMAR H，CHARAA O，et al. The first Tunisian case of postorgasmic illness syndrome：a case report［J］. Clin Case Rep，2021，9（11）：e05120.

［19］HUANG TB，YU JJ，DU YJ，et al. Novel treatment for post-orgasmic illness syndrome：a case report and literature review［J］. Asian J Androl，2022，24（3）：332-334.

［20］JIANG N，XI G，LI H，et al. Postorgasmic illness syndrome（POIS）in a Chinese man：no proof for IgE-mediated allergy to semen［J］. J Sex Med，2015，12（3）：840-845.

［21］KIM TB，SHIM YS，LEE SM，et al. Intralymphatic Immunotherapy With Autologous Semen in a Korean Man With Post-Orgasmic Illness Syndrome［J］. Sex Med，2018，6（2）：174-179.

［22］NGUYEN HMT，BALA A，GABRIELSON AT，et al. Post-orgasmic illness syndrome：a review［J］. Sex Med Rev，2018，6（1）：11-15.

［23］REISMAN Y. Clinical experience with post-orgasmic illness syndrome（POIS）patients-characteristics and possible treatment modality［J］. Int J Impot Res，2021，33（5）：556-562.

［24］SONKODI B，KOPA Z，NYIRÁDY P. Post orgasmic illness syndrome（pois）and delayed onset muscle soreness（doms）：do they have anything in common？［J］. Cells，2021，10（8）：1867.

［25］SU H，LU Y，MA CQ，et al. Post-orgasmic illness syndrome accompanied with testosterone deficiency：a case report［J］. J Mens Health，2022，18（6）：130.

［26］TAKESHIMA T，KURODA S，YUMURA Y. Case of post-orgasmic illness syndrome associated with hypogonadism［J］. IJU Case Rep，2020，3（5）：189-191.

［27］WALDINGER MD，MEINARDI MM，SCHWEITZER DH. Hyposensitization therapy with autologous semen in two dutch caucasian males：beneficial effects in postorgasmic illness syndrome（POIS；Part 2）［J］. J Sex Med，2011，8（4）：1171-1176.

［28］WALDINGER MD，MEINARDI MM，ZWINDERMAN AH，et al. Postgasmic Illness Syndrome（POIS）in 45 dutch caucasian males：clinical characteristics and evidence for an immunogenic pathogenesis（Part 1）［J］. J Sex Med，2011，8（4）：1164-1170.

［29］WALDINGER MD，SCHWEITZER DH. Postorgasmic illness syndrome：two cases［J］. J Sex Marital Ther，2002，28（3）：251-255.

［30］WALDINGER MD. Post orgasmic illness syndrome（POIS）［J］. Transl Androl Urol，2016，5

（4）：602-606.

［31］WROTYNSKA-BARCZYNSKA J，SWAT E，BERGER A，et al. Intensified hyposensitiza-tion is an effective treatment of postorgasmic illness syndrome（POIS）［J］. Sex Med，2022，10（2）：100474.

［32］ABDESSATER M，ELIAS S，MIKHAEL E，et al. Post orgasmic illness syndrome：what do we know till now?［J］. Basic Clin Androl，2019，29：13.

［33］ALTHOF SE，MCMAHON CG. Contemporary management of disorders of male orgasm and ejaculation［J］. Urology，2016，93：9-21.

［34］ASHBY J，GOLDMEIER D. Postorgasm illness syndrome：a spectrum of illnesses［J］. J Sex Med，2010，7（5）：1976-1981.

［35］BIGNAMI B，HONORE T，TURMEL N，et al. Post-orgasmic illness syndrome［J］. Prog Urol，2017，27（7）：446-448.

［36］BOLANOS J，MORGENTALER A. Successful treatment of post-orgasmic illness syndrome with human chorionic gonadotropin［J］. Urol Case Rep，2020，29：101078.

［37］DE AMICIS K，COSTA PR，FIGO DD，et al. Immunophenotypical characterization of a bra-zilian pois（post-orgasmic illness syndrome）patient：adding more pieces to puzzle［J］. J Sex Marital Ther，2020，46（3）：227-233.

［38］DEPREUX N，BASAGAÑA M，PASCAL M. Negative allergy study in a case of postorgas-mic illness syndrome（POIS）［J］. Rev Int Androl，2018，16（1）：42-44.

［39］HAMDI G，BEN AMMAR H，CHARAA O，et al. The first tunisian case of postorgasmic illness syndrome：a case report［J］. Clin Case Rep，2021，9（11）：e05120.

［40］HUANG TB，YU JJ，DU YJ，et al. Novel treatment for post-orgasmic illness syndrome：a case report and literature review［J］. Asian J Androl，2022，24（3）：332-334.

［41］JIANG N，XI G，LI H，et al. Postgasmic illness syndrome（POIS）in a Chinese man：no proof for IgE-mediated allergy to semen［J］. J Sex Med，2015，12（3）：840-845.

［42］KIM TB，SHIM YS，LEE SM，et al. Intralymphatic immunotherapy with autologous semen in a korean man with post-orgasmic illness syndrome［J］. Sex Med，2018，6（2）：174-179.

［43］NGUYEN HMT，BALA A，GABRIELSON AT，et al. Post-orgasmic illness syndrome：a review［J］. Sex Med Rev，2018，6（1）：11-15.

［44］REISMAN Y. Clinical experience with post-orgasmic illness syndrome（POIS）patients-char-acteristics and possible treatment modality［J］. Int J Impot Res，2021，33（5）：556-562.

［45］SONKODI B，KOPA Z，NYIRÁDY P. Post orgasmic illness syndrome（pois）and delayed onset muscle soreness（DOMS）：do they have anything in common?［J］. Cells，2021，10（8）：1867.

［46］SU H，LU Y，MA CQ，et al. Post-orgasmic illness syndrome accompanied with testosterone deficiency：a case report［J］. J Mens Health，2022，18（6）：130.

［47］TAKESHIMA T，KURODA S，YUMURA Y. Case of post-orgasmic illness syndrome associ-ated with hypogonadism［J］. IJU Case Rep，2020，3（5）：189-191.

［48］WALDINGER MD，MEINARDI MM，SCHWEITZER DH. Hyposensitization therapy with autologous semen in two dutch caucasian males：beneficial effects in postorgasmic illness syndrome（POIS；Part 2）［J］. J Sex Med，2011，8（4）：1171-1176.

［49］WALDINGER MD，MEINARDI MM，ZWINDERMAN AH，et al. Postorgasmic illness syndrome（POIS）in 45 dutch caucasian males：clinical characteristics and evidence for an immunogenic pathogenesis（Part 1）［J］. J Sex Med，2011，8（4）：1164-1170.

［50］WALDINGER MD，SCHWEITZER DH. Postorgasmic illness syndrome：two cases［J］. J Sex Marital Ther，2002，28（3）：251-255.

［51］WALDINGER MD. Post orgasmic illness syndrome（POIS）［J］. Transl Androl Urol，2016，5（4）：602-606.

［52］WROTYNSKA-BARCZYNSKA J，SWAT E，BERGER A，et al. Intensified hyposensitization is an effective treatment of postorgasmic illness syndrome（POIS）［J］. Sex Med，2022，10（2）：100474.

第三章

睡眠相关痛性勃起

阴茎夜间勃起（noctural penile tumescence，NPT），又称睡眠相关勃起（sleep-related erections，SRE），多发生于睡眠的快速眼动（rapid eye movement，REM）期，性成熟男性经历着阴茎勃起-疲软-再勃起-再疲软的生理反应过程，健康男性每晚都会有2～5个周期，每次持续15～30分钟。阴茎夜间勃起几乎发生于从婴儿期到老年期的所有时期，是健康男性普遍存在的生理现象。随着男性年龄的增长，阴茎夜间勃起发生的强度有所减弱，但频率无减弱，且阴茎夜间勃起的发生几乎不受行为因素的影响。例如，睡前进行短暂的性刺激，健康受试者的阴茎充分勃起，但对随后睡眠中发生的夜间勃起不会产生影响。

阴茎夜间勃起可分为生理性勃起和病理性勃起。夜间生理性勃起是指在快速眼动期发生的3～5次不伴有疼痛不适的勃起。睡眠相关痛性勃起（SRPE）是一种病理性睡眠勃起，不同于生理性的NPT，其特点是在快速眼动睡眠期间经历频繁勃起，导致阴茎深度疼痛和睡眠中断，这种疼痛可在患者夜间醒来排尿后得到缓解。睡眠相关痛性勃起每晚可单次或数次发作，而在性生活及自慰时多无勃起疼痛。睡眠相关痛性勃起患者亦可出现焦虑、易怒、抑郁，甚至出现精神分裂症等不良情绪。

睡眠相关痛性勃起可以损害患者的睡眠状态和身心健康，因此，探索其发病机制以及诊疗手段，可以减轻患者的疾病负担，提高生活质量。SRPE属于罕见病，截至2021年12月底笔者团队发表第一篇关于SRPE的叙述性综述，全世界报道的相关病例仅约100例。由于目前还没有针对SRPE的系统指导性文章，本章将结合现有报道的临床病例及笔者团队的临床诊疗经验，全面回顾睡眠相关痛性勃起的发病机制、诊断策略和治疗手段，以帮助临床医生更好地应对该疾病。

第一节　睡眠相关痛性勃起的现代认知

一、阴茎勃起的生理机制

（一）阴茎的解剖

阴茎是一种独特的结构，由多个筋膜层组成，这些筋膜层围绕着3个勃起的血窦圆柱体，包括1对阴茎海绵体和1个位于其腹侧的尿道海绵体。它由阴茎头、带有尿道球的海绵体、成对的海绵体、球海绵体和坐骨海绵体肌肉组成。它们一起被白膜的筋膜层，即Buck筋膜和Colles筋膜包裹起来，将实体血窦与真皮和皮肤层分开。海绵体的白膜是必不可少的纤维骨架，是一种双层结构，其中内层沿圆周排列，外层的纤维纵向排列。内层完全包含并与海绵体内柱一起支撑血窦。在顺时针5点钟位置与7点钟位置之间的区域缺乏外层束，其中2个三角韧带结构起源。这些结构称为腹侧增厚，分别是左右球海绵体肌的延续。海绵体与它们之间的海绵体紧密接触。在背侧的11点钟位置和1点钟位置之间，也有外侧纵向被膜的背侧增厚，这是双侧坐骨海绵体肌的辐射面。位于远端尿道12点钟位置的被膜外纵层的延续部分组成阴茎头，形成远端韧带。在阴茎中，骨骼肌的组成部分包括坐骨海绵体肌、球海绵体肌及其连续的纤维骨骼。坐骨海绵体骨骼肌、球海绵体肌和双层白膜支撑并形成海绵体。平滑肌结构存在于血管壁内——动脉、静脉和窦壁，它们与整个阴茎头、单个海绵体和成对的海绵体中的平滑肌细胞和纤维组织结构交织在一起。

供应阴茎血液的阴茎背、深动脉均发自阴部内动脉。阴茎背动脉行走于阴茎海绵体的阴茎筋膜和白膜之间；阴茎深动脉即阴茎海绵体动脉，作为中心动脉从阴茎脚进入经阴茎海绵体导向阴茎末端。背、深动脉系统之间有着众多的吻合支沟通。尿道海绵体和阴茎头的静脉引流主要通过背浅静脉，而阴茎海绵体的引流主要是背深静脉。复杂的阴茎瓣膜系统是维持正常勃起的主要解剖结构，存在于阴茎静脉系统内，最重要的作用是使海绵体组织在勃起时不出现海绵体静脉血液流动，一般在阴茎悬韧带之上有一组深部背侧瓣膜控制着阴茎的静脉血流。

（二）阴茎勃起的生理过程

1. 刺激传导到骶副交感神经的过程

生理性刺激可通过感觉神经通路传导到骶髓S2～S4，同时一部分上行的神经还将痛觉、温觉、触觉传至大脑皮质感知和分析。心理性刺激，如与性相关的视觉、听觉、味觉、嗅觉等，则通过不同的通路刺激大脑皮质，接着大脑皮质将冲动传至下丘脑，下丘脑前部将冲动传至骶髓S2～S4。不过，下丘脑并非只通过刺激骶髓来影响勃起，其神经核的神经元含有肽神经递质，包括催产素和加压素等，这些递质也可能与勃起有关。此外，某些情况下，心理性勃起也可由下丘脑传递至交感神经触发。

2. 阴茎海绵体内平滑肌细胞舒张过程

下丘脑或骶髓低级中枢发出冲动，神经冲动传至阴茎海绵体，副交感神经神经末梢及血管内皮细胞在一氧化氮合酶（nitric oxide synthase，NOS）的催化下合成、释放一氧化氮（nitric oxide，NO）。一氧化氮进入平滑肌细胞内，激活鸟苷酸环化酶（guanylate cyclase，GC），使平滑肌细胞内的环磷酸鸟苷（cyclic guanosine monophosphate，cGMP）增多，后者激活蛋白酶K，作用于钙离子通道，使细胞内钙离子浓度降低，平滑肌细胞舒张。一氧化氮-环磷酸鸟苷（NO-cGMP）是阴茎勃起非常重要的一个分子生物学通路，但并不是唯一的通路，除一氧化氮外，与平滑肌舒张、阴茎勃起相关的物质还包括乙酰胆碱、血管活性肠肽、降钙素基因相关肽、前列腺素E_2（prostaglandin E_2，PGE_2）、环磷酸腺苷（cyclicadenosine monophosphate，cAMP）等。

3. 勃起的充血过程

阴茎海绵体内小动脉及血管窦的平滑肌细胞舒张后，海绵体血管窦扩张，动脉血流量增加，阴茎海绵体充血胀大。胀大的阴茎海绵体压迫白膜下的小静脉，使静脉流出道关闭，盆底肌（如运动神经支配的坐骨海绵体肌）的收缩也可压迫海绵体，使之进一步胀大、坚硬而产生勃起。由此可见，平滑肌状态、动脉血流量血流速度及静脉血流出阻力是阴茎勃起的3个要素。

4. 勃起的消退过程

当交感神经受刺激时，阴茎海绵体平滑肌内磷酸二酯酶（phosphodiesterase，PDE）增多，将环磷酸鸟苷降解成单磷酸鸟苷（guanosine monophosphate，GMP），环磷酸鸟苷与其下游物质引发的生理效应减轻甚至消失，细胞内钙离子浓度上升，平滑肌细胞收缩，造成动脉血流量减少，海绵体压力下降，静脉开放，大量血液流出，阴茎开始疲软。磷酸二酯酶有多个亚型，人海绵体内起最主要作用的是5型磷酸二酯酶（phosphodiesterase-5，PDE5），治疗ED的万艾可（Viagra，俗称"伟哥"）便是通过抑制PDE5来发挥抑制勃起消退的作用。同勃起的发生过程，PDE5也不是唯一与消退相关的物质，其他还有去甲肾上腺素、内皮素、PGE_2等。

二、发病机制

正常阴茎勃起的生理过程是由中枢神经系统、神经内分泌调节、血管功能等共同参与调节来实现的，任何一个环节异常都会对勃起功能造成影响。睡眠相关痛性勃起为主要发生于快速眼动期的痛性异常勃起，笔者团队总结了国内外研究成果，并提出以阻塞性睡眠呼吸暂停综合征为核心，痛苦、雄激素、缺血引起的筋膜室综合征、神经内分泌及快速眼动期疼痛阈值下降为密切相关因素的理念，即O-PAINT，O代表阻塞性睡眠呼吸暂停综合征（obstructive sleep apnea syndrome，OSAS），P代表心理和精神因素（psychological and spiritual factors），A代表雄激素水平升高（androgen elevation），I代表缺血引起的筋膜室综合征（compartment syndrome caused by ischemia），N代表神经内分泌调节（neuroendocrine regulation），T代表快速眼动期疼痛阈值下降（threshold of pain in the REM phase）。

（一）阻塞性睡眠呼吸暂停综合征

OSAS也有学者称之为阻塞性睡眠呼吸暂停低通气综合征（obstructive sleep apnea-hypopnea syndrome，OSAHS），是各种原因导致的睡眠呼吸暂停指数（appnea hypopnea index，AHI）≥5次/时，从而引起低氧血症、高碳酸血症和睡眠结构紊乱等多脏器功能障碍的呼吸疾病综合征，严重影响患者的生活和生存质量，是全身多种疾病的独立危险因素，包括性功能障碍，其中最常见的是ED。

目前，国内外学者均发现阻塞性睡眠呼吸暂停患者存在不同程度的睡眠相关痛性勃起，这已成为学者广泛接受的睡眠相关痛性勃起的核心概念。阻塞性睡眠呼吸暂停患者的特点是在睡眠期间频繁发生上呼吸道部分或完全塌陷，随后出现缺氧。阻塞性睡眠呼吸暂停低通气综合征导致的直接后果是长期慢性低氧血症，低氧血症可诱导副交感神经神经末梢及血管内皮细胞在NOS的催化下合成、释放更多NO（为高度亲脂性气体），NO进入平滑肌细胞，激活鸟苷酸环化酶，使阴茎血管内皮细胞内环磷酸鸟苷增多，导致海绵体平滑肌和血管舒张，启动阴茎勃起。阻塞性睡眠呼吸暂综合征患者夜间的持续低氧状态是睡眠相关痛性勃起的主要病理发生机制。费雷等学者检查了SRPE与OSAS之间的关系，自主神经系统的间歇性改变和与OSAS相关的血气交换被认为会干扰调节SRE的神经网络。这将在副交感神经和交感神经系统之间造成失衡，从而引发SRPE。SRPE合并OSAS的患者，在接受持续气道正压通气治疗后，SRPE往往因呼吸暂停改善而得以缓解或消失。

（二）雄激素水平异常升高

研究证实，雄激素对阴茎海绵体平滑肌的收缩与舒张功能有调节作用，雄激素可通过维持阴茎的组织学结构、调节与勃起相关的神经递质的活性、影响阴茎海绵体血流动力学等途径，影响勃起功能发挥作用。NO是阴茎勃起重要的神经递质，研究发现，雄激素参与调节阴茎组织中NO的活性与表达。雄激素正性调控NO-cGMP勃起信号通路，随着年龄增长和雄激素水平下降，NOS、PDE5表达下降，组织中NO合成减少，PDE5抑制剂的反应性也下降。张新华等的动物研究发现，雄激素缺乏时阴茎组织NO活性丧失或极低，并可出现细胞凋亡，使用睾酮替代治疗后能阻止NO活性降低及凋亡的发生，由此再次证实雄激素可调节NO活性介导阴茎勃起。雄激素对中枢和靶器官水平产生影响。在中枢神经系统中，雄激素主要参与性欲和交配行为。年龄、睡眠模式、睾酮分泌和SRE密切相关。SRE于男婴中已经存在，但最终在青春期时阴茎变得更加持久和坚硬。在性腺功能减退的男性中补充睾酮后，SRE的频率和硬度增加。此外，在非快速眼动睡眠过渡到快速眼动睡眠期间，血清睾酮水平会升高，与SRE的发展平行。在老年男性中，血清睾酮水平的昼夜节律与年轻男性不同，他们对促性腺激素刺激的睾酮峰值水平较低。此外，随着年龄的增长，SRE的持续时间和频率会降低，睡眠模式变得更加不稳定和中断。

（三）神经和神经内分泌疾病

睡眠相关痛性勃起是一种病理性睡眠勃起，主要发生于REM睡眠期间。在REM睡眠中，神经-神经交界处的5-羟色胺（5-hydroxytryptamine，5-HT）水平较低。5-羟色胺是一种具有多种功能的神经介质和血管活性物质，通过作用于血小板和5-羟色胺2A受体（5-hydroxytryptamine receptor 2A，5-HT2AR）参与包括血小板聚集、活化、血栓形成、血管收缩等病理过程。因此，我们使用SSRI既可以抑制睡眠相关痛性勃起患者的REM阶段，亦可改善其血管平滑肌的收缩状态，以达到缓解患者夜间勃起疼痛的目的。

脑干包含产生快速眼动睡眠所需的所有结构。在仅原位保留脑干的大鼠中，REM睡眠发作保持完整，而SRE则消失了。这暗示大脑皮质在产生SRE中的重要作用。研究者对不同的皮质区域造成神经毒性损伤，以定位参与控制SRE的区域，其中涉及慢波睡眠产生和生殖机制的视前区域是他们主要感兴趣的区域，发现外侧视前区病变消除了SRE而唤醒状态的勃起保持完整。此外，国外学者也通过头颅MRI检查发现睡眠相关痛性勃起患者的大脑后动脉在下丘脑外侧基底缘受压，对应于下丘脑视前区的解剖位置。

中枢神经递质和神经肽作用于多个大脑区域以促进神经递质分泌，从而引起或抑制阴茎勃起。一项研究发现，一类神经元的电活动在觉醒期间保持静止，在REM睡眠前期及REM睡眠期间明显增加，称REM启动神经元，包括胆碱能及γ氨基丁酸能

（γ-aminobutyric acid，GABA）神经元。SRE主要由多巴胺能系统和控制GABA的系统调节。在哺乳动物的大脑中，GABA和谷氨酸是迄今最常见的神经递质，其中GABA是勃起的主要抑制剂，谷氨酸是勃起前的物质；另一类神经元恰好相反，在觉醒期间，神经元放电明显，在非快速眼动（non-rapid eye movement，NREM）睡眠中逐渐减少，而在REM睡眠中保持停止，称为REM关闭神经元，包括肾上腺素能、5-羟色胺能神经元。最近的研究发现，REM阶段异常的睡眠相关痛性勃起患者常出现胃肠道症状和神经末梢异常（小纤维神经病变）。由于这些原因，可以推测在睡眠相关痛性勃起患者的REM睡眠期间，胆碱能神经元产生更多的乙酰胆碱并导致阴茎勃起。因此，神经内分泌调节障碍也是睡眠相关痛性勃起的发病机制。自主神经系统在阴茎勃起的调节中起重要作用。α肾上腺素能受体阻滞剂可以促进阴茎勃起，并且在某些情况下产生延长勃起或阴茎异常勃起。SRPE患者在睡眠期间的心脏迷走神经活动减少，而且与自发运动相关的心脏频率加速加快的趋势相关。这暗示在夜间时，β肾上腺素能亢进。

（四）心理和精神异常

一项研究发现，阴茎的功能和解剖结构对睡眠相关痛性勃起没有明显影响，在报告的病例中，发现神经学和神经生理学检查正常。一些研究人员推测，睡眠相关痛性勃起本质上是心因性的，因为反复觉醒和失眠与睡眠不足和焦虑有关。其他人推测几乎所有的性腺外内分泌疾病都可能影响性功能。内分泌疾病可能是由精神和身体的参与引起的，激素直接或间接地调节勃起过程。同时，夜间觉醒、焦虑、易怒等精神障碍常与睡眠相关痛性勃起并存，发病率较高。心理是睡眠相关痛性勃起的一种症状或表现，也可能是触发或加重因素，导致恶性循环。因此，精神健康对睡眠相关痛性勃起患者有显著的不良影响，在睡眠相关痛性勃起诊治中必须特别注意患者的心理和心理变化。因此，改善心理和精神状态也应成为治疗目标。

（五）快速眼动期的痛觉阈值下降

在健康成人的睡眠中，NREM和REM睡眠以90～110分钟的时间间隔转换。在前1/3的夜晚，浅睡眠主要与慢波睡眠交替出现。随着睡眠的进行，慢波睡眠减少，REM睡眠增加。在后1/3的夜晚，浅睡眠几乎完全与REM睡眠交替。在睡眠的自主神经功能、阴茎勃起等许多变量中，在1～2小时的超频率范围内可以观察到节律性变化。在快速眼动睡眠和清醒期间，室间隔区有广泛的各种类型的神经元网络，这些神经元参与勃起相关的协同活动。疼痛与睡眠之间的关系是相互的，疼痛可能会中断或扰乱睡眠。同时，睡眠质量低下也会影响疼痛感知的增加。睡眠时间的减少和REM睡眠的特定丧失会在第2天早上产生痛觉过敏。减少睡眠和REM睡眠时间的药物治疗和临床条件可能会增加疼痛。有学者在研究睡眠时偏头痛的过程中发现，疼痛阈值降低与睡眠压力的增加有关，缺乏足够的休息可能是诱发痛觉过敏的因素。

（六）局部缺血导致的阴茎筋膜室综合征

大多数SRPE患者描述阴茎深部疼痛，有时会放射至腹股沟、腹部、阴囊和/或会阴区域。在"正常"阴茎勃起的最后阶段，由于坐骨海绵体肌和球海绵体肌反复收缩压迫海绵体和海绵体的近端部分而产生隔室综合征。当夜间膀胱内尿液充盈量过多时会对刺激勃起中枢引起持续勃起，同时膀胱过度充盈产生的炎症刺激会阻碍深静脉的回流，引起阴茎的持续勃起造成疼痛。前列腺炎、尿道炎、血栓性静脉炎也可导致这种后果。这种深静脉回流的阻碍会导致阴茎筋膜室综合征，即在固定的腔隙内存在持续高压，阻碍有关腔隙内的微血管循环，它的病理生理特征是持续的海绵体平滑肌松弛和收缩失败，并且伴有海绵体内缺氧增加、PCO_2水平升高和酸中毒。患者的表现为海绵体明显僵硬，该组织的静脉血流出障碍，阴茎持续地疼痛性勃起。当这种阴茎间室综合征持续存在时，阴茎海绵体小梁组织可能暴露于缺血的血液中。SRPE期间的疼痛可能是由缺血引起的，就像在复发性缺血性阴茎异常勃起（recurrent ischemic priapism，RIP）中一样。

包括坐骨海绵体肌和球海绵体肌在内的骨盆底肌肉张力升高可能导致阴茎室综合征的发展。此外，单纯的高渗可能是造成SRPE期间所经历疼痛的一种合理解释。它还阐明了患者描述的邻近区域疼痛的放射特征，如下腹部、腹股沟、阴囊和会阴部。此外，阴茎多普勒超声检查可发现SRPE患者的球海绵体肌肥大。在直肠检查时可以感觉到由高渗状态导致的盆底肌肉充血状态，特别是患者行走时和肠胃胀气缓解后骨盆底肌肉张力改变所引起的勃起。

三、临床流行病学研究

由于是罕见病，有关SRPE的临床流行病学研究资料较少，多数属于个案级别的病例报道，难以给出明确的患病率、发病率及危险因素等信息，笔者总结了目前发表的文献，见表3-1。

表 3-1　与 SRPE 相关的文献

作者及发表年代	期刊	文献标题	患者数量
Lu Y，et al，2022	*Andrologia*	44例SRPE患者接受联合治疗并随访一年的结果报道	44例
Johnson MJ，et al，2021	*J Sex Med*	痛性勃起的罕见异常：一组间歇性异常勃起和SRPE患者的研究和管理	31例
Zhang J，et al，2019	*Int J Impot Res.*	1例伴有阻塞性呼吸困难综合征的SRPE患者的报道	1例
Barnhoorn PC，et al，2018	*Arch Sex Behav*	随访SRPE患者的性生活	1例
Vreugdenhil S，et al，2017	*Sex Med*	一组24例SRPE患者的诊断和治疗选择	24例
Abouda M，et al，2016	*Arch Sex Behav*	1例伴有阻塞性呼吸困难综合征的SRPE患者的报道	1例
Mellado M，2015	*Urologia*	1例SRPE患者伴慢性日间生殖器官不适症状的报道	1例
De Freitas G，et al，2014	*Adv Sex Med*	35岁男性发生SRPE：一例报道及文献复习	1例
Kuhadiya ND，et al，2014	*J Am Geriatr Soc*	氯硝西泮成功治疗一例老年SRPE患者	1例
Ferré A，et al，2012	*Arch Sex Behav*	伴有阻塞性呼吸困难综合征的SRPE患者报道	2例
Chiner E，et al，2010	*J Sex Med*	西尼必利成功治疗1例50岁的SRPE患者报道	1例
van Driel MF，et al，2008	*J Sex Med*	SRPE的治疗	4例
Karsenty G，et al，2005	*Nat Clin Pract Urol*	SRPE的病例报道	1例
Yamaguchi Y，et al，2004	*Sleep Biol Rhythms*	日本第一例SRPE患者报道	1例
Szücs A，et al，2002	*J Neurol*	SRPE与前脑基底的神经血管压迫相关	1例
Rourke KF，et al，2002	*J Urol*	口服巴氯芬治疗复发性特发性异常勃起	2例
Ruiz-Castane E，et al，2002	*BJU Int*	SRPE	2例
Calvet U，1999	*Sleep Med Rev*	痛性夜间勃起	3例
Menendez Lopez V，et al，1999	*Actas Urol Esp*	与睡眠相关的痛性勃起	1例
Ferini-Strambi L，et al，1996	*J Sleep Res*	SRPE：临床和多导睡眠图的特征	18例
Steiger A，et al，1989	*Arch Sex Behav*	SRPE的检查和治疗：1例报道	1例
Matthews BJ，et al，1987	*Sleep*	与快速眼动睡眠相关的痛性夜间阴茎勃起	1例

四、诊断和鉴别诊断

（一）诊断

截至目前，睡眠相关痛性勃起还没有令人十分满意的诊断标准，疾病的诊断仍然是以患者的主诉为主。

1. 临床症状

SPRE患者一般常有的临床特点包括以下几点。

（1）在REM睡眠期间反复醒来，并伴有痛性勃起。

（2）在清醒时、性交过程中和NREM期间勃起是无痛的。

（3）疼痛每次发作持续数十分钟。

（4）清醒后或排尿后部分症状缓解。

（5）发作频率从每小时1次到每晚数次不等。

（6）无其他睡眠障碍或睡眠异常史。

（7）泌尿系统和神经系统的体格检查和辅助检查往往没有异常发现，包括血液检查及尿液检查均未发现尿路致病性感染，血清前列腺特异性抗原和睾酮均在正常范围内。

（8）所有年龄段的男性均可发病，平均发病年龄为40岁。

（9）患者有焦虑、紧张、易怒和白天疲劳等症状。

（10）阴茎、前列腺、肾脏彩色多普勒超声均未见异常，国际勃起功能评分表及夜间阴茎勃起测定均提示患者出现不同程度勃起功能减退，疼痛时阴茎勃起的强度多为Ⅲ～Ⅳ级。

目前，尚缺乏判断疾病临床症状严重程度的客观指标和问卷表。

2. 体格检查

（1）全身一般状况：性别、年龄、体温、呼吸、脉搏、血压、发育、营养、意识状态、面容表情、体位、姿势、步态等。同时要注意患者的服饰、仪容、卫生、呼吸或身体气味、精神状态，以及对周围环境的反应。

（2）生殖器官检查：检查患者的阴茎、阴囊、睾丸、前列腺及会阴部感觉功能，以排除脊髓损伤或病变导致的夜间痛性勃起。

3. 辅助诊断

（1）睡眠呼吸监测。

（2）性激素测定。

（3）精神心理测评。

（4）排尿功能分析。

（5）性功能监测。

（6）生殖系统功能检查。

（7）睾丸、前列腺、阴茎海绵体彩超检查，以排除睾丸、前列腺、阴茎解剖结构的异常。

（8）其他：可能存在的共有疾病的诊断及病情分析。

（二）鉴别诊断

睡眠相关痛性勃起需要与阴茎异常勃起进行鉴别诊断。阴茎异常勃起是一种持续时间超过4小时，与性刺激无关的持续性、经常疼痛的阴茎勃起。阴茎异常勃起可分为缺血性阴茎异常勃起、非缺血性阴茎异常勃起和复发性阴茎异常勃起。

1. 缺血性阴茎异常勃起

海绵体明显僵硬，阴茎头和尿道海绵体松弛。间质压力升高、微血管受损导致阴茎筋膜室综合征。阴茎彩色多普勒超声可以评估海绵体动脉中是否存在血流，显示海绵体动脉内血流缺失或减少的特殊模式。体液血气分析中通常满足酸中毒条件，$PO_2 < 30mmHg$，$PCO_2 > 60mmHg$ 和 $pH < 7.25$。

2. 非缺血性阴茎异常勃起

阴茎、会阴或骨盆创伤是导致该病最常见原因。海绵状小动脉的撕裂伤可能导致小动脉-窦状瘘形成。外伤后阴茎异常勃起通常会延迟几天。

3. RIP

长期的周期性勃起发作，有时疼痛。通常发生在睡眠或性刺激期间，并且可能会自发消退。该病是镰状细胞病的常见并发症，镰状细胞病导致的溶血和淤滞引起的微血管闭塞是一个重要的促成因素。RIP是低流量阴茎异常勃起的一种形式，通常由未解决的晨勃演变而来，晨勃代表最后的SRE。有时，自限性形式的阴茎勃起会发展为长期缺血性阴茎异常勃起。RIP的病理生理学已被解释为海绵体中内皮的NO的可用性降低。这可能导致cGMP特异性酶PDE5和RhoA/Rho激酶下调，它们主要介导cGMP降解。随后，局部海绵体内cGMP浓度增加，从而阻止了阴茎的消肿。SRPE持续时间短，并在患者醒来后迅速停止。此外，在RIP患者夜间勃起期间，仅涉及海绵体，而SRPE涉及完整的勃起，其中海绵体也有一部分。

五、治疗

由于对睡眠相关痛性勃起的发病机制认识还不够系统完整，目前还没有睡眠相关痛性勃起的系统治疗方法。通常，治疗的方向是与睡眠相关痛性勃起相关的病理生理机制相对应，但由于发病机制的复杂性和多样性特点，对其治疗靶点是以对因和对症治疗并举，控制症状、改善生活质量是治疗原则，故多采用综合治疗，并存在显著的个体化治疗倾向。

（一）睡眠相关痛性勃起的病因治疗

1. 改善呼吸阻塞症状

当存在呼吸道阻塞症状时，首选的治疗原则为改善通气。使用持续气道正压通气治疗并改善呼吸道相关症状，可以在短期内改善睡眠相关痛性勃起的症状，原理可能是正压通气治疗改善了低氧所导致的交感和副交感神经的神经递质紊乱。当患者不能耐受正压通气治疗时，有学者建议患者采用口腔矫正器改善通气，口腔矫正器的原理为通过向前下方改变患者的下颌位置，来间接改变舌、软腭及气道三者之间的位置，达到扩张气道、改善通气的目的。除此之外，还可以选择悬雍垂腭咽成形术（uvulopalatopharyngoplasty，UPPP）对患者进行原发病的治疗。

2. 局部改善炎症状态及膀胱内的尿液潴留

当患者存在膀胱炎、前列腺炎、尿道炎时，可以首先应用抗菌药物等处理原发病，减少局部炎症、充血肿胀刺激所诱发的勃起及膀胱充盈造成局部压迫所诱发的阴茎勃起。同时，还可以使用抗凝药物解除深静脉的回流阻碍，从而缓解睡眠相关痛性勃起患者的症状。

（二）对症治疗

由于绝大多数SRPE患者难以找到确切的直接病因，而同时可能合并多种危险因素，所以对症治疗从多个环节上控制不利因素，有利于整体改善和症状控制。

1. 肌肉松弛剂

肌肉松弛剂是治疗睡眠相关痛性勃起的最常用药物，目前临床上较多采用巴氯芬、普瑞巴林。巴氯芬是一种骨骼肌松弛剂，作用于脊柱和脊柱上部位。作为γ-氨基丁酸受体激动剂，巴氯芬可抑制谷氨酸和天冬氨酸释放，缓解因睡眠过程中的勃起，进而起到镇痛效果。巴氯芬对SRPE的有益作用可以通过抑制谷氨酸释放和放松与阴茎勃起有关的坐骨海绵体和球海绵体肌来解释。常见的药物副作用通常是对中枢神经系统抑制作用的结果。超过10%的患者报告出现镇静、嗜睡、头晕、恶心、头痛或低血压。一项针对14例应用巴氯芬药物治疗的睡眠相关痛性勃起患者的10年随访治疗显示，巴氯芬用量为10～75mg，结果显示41.6%的患者疼痛症状可以完全根治，而58.4%的患者停药后症状反复。因此，巴氯芬等肌肉松弛药可以作为睡眠相关痛性勃起患者临床治疗的短效首选药物。

2. 快速眼动期抑制剂

国内外研究均显示，睡眠相关痛性勃起患者口服氯硝西泮连续1年取得了良好的临床效果。苯二氮䓬类药物包括氯硝西泮、咪达唑仑、劳拉西泮、硝西泮、溴西泮、地西泮等。除抑制快速眼动睡眠外，快速眼动期抑制剂通常通过增强神经递质GABA的作用和减少兴奋性谷氨酸的传递来引起肌肉松弛。氯硝西泮已被证明可有效治疗其他与快速眼动睡眠相关的异态睡眠。苯二氮䓬类药物会干扰认知和运动表现，因为它们会导致中枢神经系统抑制。如果长期使用后突然停止，会导致耐受、身体依赖和戒断症状。因此，苯二氮䓬类药物在治疗SRPE中的长期适用性有限。

3. 抗抑郁类药物

抗抑郁药大致可分为单胺氧化酶抑制剂、三环类抗抑郁药和5-羟色胺选择性重摄取抑制剂。常用药物有氯丙咪嗪、帕罗西汀、盐酸舍曲林、盐酸氟西汀、西酞普兰、氟伏沙明、氯氮平、阿米替林等。抗抑郁类药物除拥有抗胆碱能、抗组胺等抗抑郁作用，还可以通过抑制REM睡眠，减少睡眠相关痛性勃起患者疾病的发生，且都对血清素和/或去甲肾上腺素的下调或突触再摄取具有抑制作用，从而产生抗胆碱能、抗组胺和镇静作用。血清素和去甲肾上腺素的可用性增加似乎与抑制快速眼动睡眠有关，这被认为是这类药物对SRPE治疗作用的基本作用机制。抗胆碱能特性也确保了周围自主神经系统的阻断。阿米替林是比较常用的抗抑郁药，而丙米嗪、曲米帕明和氟伏沙明单独应用多无明显效果。苯乙肼、帕罗西汀和氯米帕明在几乎所有患者中都显示出短暂的疗效，但由于具有使人产生衰弱的副作用，不适于长期使用。单胺氧化酶抑制剂可能具有与骨髓抑制相关的潜在致命副作用，使用应慎重。

4. 抗雄激素治疗

专家们普遍认为，抗雄激素治疗仅适用于对性生活已无要求，或上述几类药物治疗无效时。Vreungdenhil等使用比卡鲁胺及孕激素治疗睡眠相关痛性勃起患者效果不明显，并导致性欲低下及勃起功能障碍等并发症。其治疗失败可能与抗雄激素治疗的药物及剂量较小相关，研究组认为使用抗雄激素治疗时常需将睾酮水平压制在去势水平以下（1.6nmol/L），可望有显著的临床效果。

目前，常用的治疗药物有雌二醇、非那雄胺、比卡鲁胺片、醋酸戈舍瑞林缓释植入剂等。应根据患者病情及经济条件，选择适宜的药物。主要不良反应为性欲低下，甚至导致勃起功能障碍。抗雄激素治疗时可以采用雄激素受体阻滞剂，它与特定受体竞争性结合，从而抑制内源性和外源性雄激素的影响。由于雄激素似乎在SRE的调节中发挥重要作用，抗雄激素治疗被认为是一种有效的治疗方法，其作用机制是通过抑制性腺激素分泌和性腺功能。抗雄激素已成功用于预防RIP。抗雄激素治疗也可带来抑制情欲勃起、性欲丧失和勃起功能障碍的负面影响。抗雄激素治疗在SRPE患者中还无法证明有效。研究显示，10名SRPE患者使用醋酸环丙孕酮，其中9名报告症状没有改善。唯一报告改善的患者使用的是醋酸环丙孕酮联合巴氯芬20mg。比卡鲁胺仅用于1名患者，但未成功。除这些令人失望的结果外，这9名患者中有8名报告了上述使人衰弱的性相关副作用。因此，不应将抗雄激素作为SRPE的标准治疗。

5. PDE5抑制剂

勃起功能障碍患者常使用PDE5抑制剂，包括他达拉非、西地那非、伐地那非等。cGMP特异性PDE5酶负责cGMP的降解，PDE5抑制剂确保酶的可逆抑制。它们增加了局部海绵体内cGMP的浓度并用于阻止阴茎消肿。然而，这些药物在长期低剂量使用时可能会产生相反的效果，导致阴茎cGMP基础水平增加，从而导致PDE5表达和活性的恢复。根据欧洲关于阴茎异常勃起的指南，每天服用西地那非25mg，或每天服用他达拉非5mg，或每周3次持续治疗，可以缓解和预防间歇性阴茎异常勃起。考虑到SRPE的病理生理机制可能与间歇性阴茎异常勃起的假设一致，小剂量他达拉非的每日应用也可能对SRPE患者有效果。此外，许多SRPE患者在清醒状态下的勃起功能较差，也是可以考虑选择PDE5抑制剂治疗的一个理由，尤其是对于SRPE合并ED的患者。由于PDE5抑制剂的血管扩张特性，低剂量的副作用受到限制，但可能包括头痛、晕厥、潮红和鼻塞。

6. β受体阻滞剂

由于在一些SRPE患者中观察到的β肾上腺素能作用增强，使用β肾上腺素书体阻滞剂，包括普萘洛尔、美托洛尔、阿替洛尔等，对控制SRPE患者睡眠期间出现的症状具有积极作用。此外，β受体阻滞剂通过直接作用于睾丸间质细胞来降低血清睾酮水平。有文献中描述了5例用β受体阻滞剂治疗的SRPE患者；3人使用普萘洛尔，1人使用美托洛尔，1人使用阿替洛尔。分别使用普萘洛尔5周和12周的2名患者和使用阿替洛尔联合溴西泮8周的1名患者报告了暂时的积极效果。在后一种情况下，联合治疗难以评估单独使用β受体阻滞剂的效果。分别使用美托洛尔和普萘洛尔的2名患者未发现任何积极作用。因此，β受体阻滞剂似乎不适合SPRE的长期治疗。

7. 耐药以及药物联合治疗

van Driel等和Rmirke等临床研究发现，使用单胺氧化酶抑制剂、苯二氮䓬类、三环类抗抑郁药、5-羟色胺选择性重摄取抑制剂均可抑制REM，但大多数上述药物使用一段时间后常失效。当单药治疗无效时，可在同类药物间更换，仍无效者改用类其他药物。一类药物治疗无效时，可联合其他类药物联合治疗。

（三）联合治疗

由于患者的异质性和个体差异是显著的，每一个SRPE患者都是不同的，表现在病因、发病机制、临床症状及预后，因此，也不太可能有成熟统一的治疗方法，而针对其临床表现的对症治疗和联合治疗应该成为主导思想。对于睡眠相关痛性勃起，国内外学者们提出了多种治疗方法，单一治疗手段明显无法有效缓解症状，联合多种治疗方法十分重要。应秉持改善低氧状态、调节神经内分泌、缓解勃起疼痛、去除病因等的综合治疗原则，对睡眠相关痛性勃起患者进行全方位治疗。

六、预后

根据目前报道的疾病治疗结局，通过综合治疗和对症治疗，绝大多数SRPE患者可以获得临床症状缓解，甚至完全康复。但由于研究历史有限，观察样本也多为零散或小样本，观察周期也有限，其自然病程和预后并不完全清楚，有待后续深入观察和持续的追踪报道。

七、预防

由于对该疾病的认识存在很大缺陷，目前的预防措施考虑从病因学入手。目前认为，阴茎海绵体缺氧是其重要病因和发病机制，所以改善睡眠呼吸障碍成为预防的关键靶点。OSAS的风险因素包括2种，即不可改变风险因素和可改变风险因素。不可改变风险因素包括男性、年龄和种族。OSAS的遗传易感性或家族史，以及导致气道狭窄的颅面部解剖结构可能会增加OSAS的风险。可改变风险因素包括肥胖、导致肌肉松弛和气道狭窄的药物（阿片类药物、苯二氮䓬类药物、酒精）、内分泌疾病、吸烟和鼻塞。

引起尿路感染的危险因素有结构性尿路梗阻，如泌尿系统肿瘤、尿道狭窄、尿路结石、前列性增生、习惯性憋尿等都会使尿液排出不畅，导致局部细菌大量繁殖引起感染。膀胱-输尿管反流和支配膀胱的神经功能障碍也会引起细菌定植造成感染。包茎、包皮过长、不注意日常卫生以及性生活前后的卫生习惯不佳也会引起尿路感染。而绝大部分身心相关因素是可以有效预防的。

（王宇涛　张建中　李宏军）

第二节　典型病例与专业解析

【病例一】　SRPE伴阻塞性睡眠呼吸障碍1例

一、病史

主诉：一例45岁男性患者因夜间阴茎频繁勃起1年来诊。

现病史：1年前患者无明显诱因出现夜间阴茎频繁勃起。3～4次/夜，每次持续约10分钟，阴茎勃起硬度4级，起床活动或排尿后2～3分钟才可疲软。清醒状态下（日间）性生活后可减少1次SRPE。与情绪、压力、疲劳、饮食无关。平时的性生活频率为4～8次/月，尚满意，精液量无改变，性欲中等。睡眠不好，打鼾。日间容易疲乏。食欲及尿便正常。

IIEF-5评分21分（25分为满分）。勃起可维持5分钟，射精有力。匹兹堡睡眠质量指数（Pittsburgh sleep quality index，PSQI）8分（21分为满分）（服用阿普唑仑、依他普仑后的结果）。PHQ-9评分7分（提示存在轻度抑郁）。GAD-7评分15分（提示存在中重度焦虑）。疾病痛苦指数（pain scale）4分（满分为10）。

既往史及其他病史：情绪烦躁，外院专科医生诊断为焦虑症2年，药物控制中，外院予阿普唑仑0.8mg，qd＋依他普仑20mg，qd。良性前列腺增生伴明显的下尿路症状（lower urinary tract syndrome，LUTS），夜尿频繁，2～3次/夜。无高血压、糖尿病、脊髓炎病史，无腰腹部手术及脊椎外伤病史。嗜烟10余年，20支/日。家族史无特殊。职业：商人。婚育史：已婚已育。伴侣关系：夫妻感情良好。

二、体格检查

体健，重度肥胖（BMI 32）。

生殖系统未见明显异常。

阴茎、阴囊、睾丸、前列腺、会阴部、双下肢、骶尾部深浅感觉均无异常，排除脊髓损伤或病变导致的夜间痛性勃起。

三、辅助检查

血常规、凝血、甲状腺功能、血糖、血脂等代谢指标正常。

性激素5项：LH 6.51IU/L，FSH 7.01IU/L，PRL 6.06ng/ml，E_2 30.82pg/ml，TT 5.95ng/ml。

泌尿系超声：双侧多囊肾，前列腺轻度增生伴钙化（3.2cm×4.3cm×2.9cm），残余尿7ml。

呼吸暂停低通气指数（apnea-hypopnea index，AHI）55.0/h；最低SpO_2 79.0%（诊断为重度OSAS，重度缺氧）。多导睡眠监测到夜间出现3次痛性勃起（图3-1）（SRPE发生在REM睡眠阶段，并且有2次醒来）。

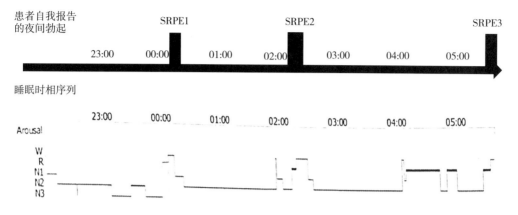

图 3-1　多导睡眠监测

注：共监测到夜间有 3 次痛性勃起。

四、治疗

在全面分析病情后，我们采取了综合治疗方法。

在呼吸科专家指导下，应用持续正压通气（continuous positive airway pressure，CPAP)，纠正 OSAS。药物选择包括坦索罗辛 0.2mg，qd；阿普唑仑 0.8mg，qd（苯二氮䓬类）；依他普仑 20mg，qd（SSRI）。生活方式指导包括不酗酒，不食辛辣食物，睡觉前减少饮水量，适度运动，放松情绪等。

治疗 1 个月复诊：患者的日间瞌睡显著改善，AHI 4.0/h，夜间频繁勃起次数显著减少，1～2 次/夜，持续时间约 1 分钟，硬度 3 级；夜尿 0～1 次/夜；痛苦指数评分为 2 分；焦虑抑郁显著改善，GAD-7 评分 4 分，PHQ-9 评分 2 分。联合治疗后症状进一步改善。但单纯使用 CPAP 不能达到满意疗效，需要联合治疗。

到 2022 年 5 月底，患者巩固用药及 CPAP 10 个月，症状控制好。其间试图减少药物种类和剂量，但任何一种药物或 CPAP 停止，症状就会反复发作。

五、预后和预防

绝大多数 SRPE 患者的症状在经过对因和对症治疗后可以获得良好的控制，但疾病的自然进程、治疗周期和预后还难以估计，一些患者存在症状反复发作和发作性加重的问题，都需要后续的研究加以关注。

六、讨论

（一）疾病的基本特点

本例45岁男性，频繁出现夜间阴茎勃起并伴有不适，病史特点比较典型和明确，无诱因，无其他伴随症状，也没有糖尿病、血液病、脊髓损伤或病变、高血液黏度等相关疾病及用药情况；体格检查未见明显异常；典型的多导睡眠监测＋NPT与硬度监测图形；睡眠、焦虑与抑郁量表评估提示存在焦虑及抑郁情绪。本例患者与SRPE相关的主要异常发现包括OSAS（缺氧）、情绪障碍和前列腺增大（LUTS的夜尿增多）。但本病的病因复杂多样，婚姻关系、工作压力、焦虑症状均可能与SRPE相关，但仍然不能完全解释SRPE发生机制。因此，本例患者除采用CPAP的病因治疗方法外，还采用α_1受体阻滞剂、抗焦虑抑郁药物和生活方式指导，才获得比较满意的治疗效果。

（二）发病机制

SRPE相关的机制可能与OSAS（缺氧）相关，本例患者就符合这个特点，但单纯依靠应用这个机制还难以完全解释疾病的病理生理过程。本例SRPE患者存在焦虑和抑郁等情绪障碍2年余，并且在接受抗焦虑药物治疗1年后发生SRPE，在时间顺序上存在一定的可能关联。虽然绝大多SRPE患者存在情绪障碍，但我们不能排除焦虑抑郁可能成为本例患者的病因，毕竟其他的许多相关检查均未见明显异常。

（三）联合治疗的价值

SRPE与OSAS的关系很密切，但多角度、多靶点（睡眠、情绪、排尿、呼吸功能等）的治疗是更为可取的。同时建议调整药物剂量，做到有效的最小剂量。本例患者进一步证实了SRPE的这个特点。

夜尿也是潜在的导致SRPE的机制之一，本例患者也证明了这一点。所以，针对控制排尿的治疗方法，尤其是对于合并严重LUTS的良性前列腺增生（benign prostatic hyperplasia，BPH）患者，α_1受体阻滞剂和生活方式指导就显得格外重要。总之，对于患者伴发的共病处理，成为SRPE的治疗策略，可以进一步增效和改善患者的生活质量。

值得注意的是，对SRPE患者在日间清醒状态下的勃起功能的影响还没有清晰的认识，患者仍然需要维持其性功能和性欲望，尽量保留患者正常的勃起功能也应该纳入该类患者治疗选择的一体化考量。

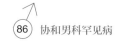

七、小结

这是一例比较典型的SRPE患者的临床诊疗过程，OSAS可能是SRPE的病因，CPAP可以有效地治疗伴有OSAS的SPRE，而针对症状控制的联合治疗效果更全面和理想。

【病例二】 44例睡眠相关痛性勃起患者的临床特点与诊疗经验

一、基本情况

本研究涉及2015年12月至2022年9月到北京协和医院泌尿外科门诊就诊并全面收集整理相关资料的SRPE患者。研究内容由2个部分组成，即基于问卷的现况调查和临床治疗随访。问卷调查是为了了解患者的SRPE的存在及其严重程度，以及对其睡眠质量、性行为和心理生理状况的影响，在问卷调查中使用了PSQI、IIEF-5和IELT，在评价治疗前后与SRPE相关的症状改善和心理生理状态时使用了VAS。治疗评估是为了跟踪单项治疗或综合治疗对患者SRPE和其他与SRPE伴随疾病的改善情况。我们采用了旨在提高一般健康水平和治疗SRPE的综合疗法。全部患者接受了至少为期1年的观察随访。随访期间，我们使用经过验证的、广泛使用的量表来评估他们在综合疗法前后的心理状态、睡眠质量和性功能。对伴随的症状，如夜尿、焦虑、抑郁和睡眠不佳等均进行了询问和记录。

详细询问并记录合并的男科相关疾病，包括高血压、糖尿病、BPH、OSAS和迟发性性腺功能减退症（late-onset hypogonadism，LOH）。所有患者都签署了知情同意书。本研究获得中国北京协和医院医学研究伦理委员会的伦理批准。

44例患者的一般情况及泌尿生殖系统检查未见异常。

二、诊断

1. 诊断方法和诊断标准

患者的临床数据是通过问诊和问卷调查获得的，包括年龄、目前的职业状况、婚姻状况、勃起硬度等级、IIEF-5、IELT、性生活频率。此外，还记录了夜尿的发生率、SRPE的频率和潜伏期，以及加重或减轻SRPE的因素。用GAD-7（正常值＜5）和

PHQ-9（正常值＜5）分别评估患者焦虑和抑郁的患病率和严重程度（Hayes、Henne 等，2013；Pillay 等，2017），用 PSQI 评估患者的睡眠质量（Baglioni 等，2016）。一般来说，用视 VAS 评估 SRPE 不舒服症状的强度（范围，0～10）（Heller 等，2016）。

患者在来医院就诊时，于早上 7～9 时首次测量血清性激素。BPH 是通过经直肠指诊检查和超声检查来辅助诊断的。

OSAS 的诊断是通过多导睡眠图确定的。

纳入的患者全部符合 SRPE 的诊断标准，主要包括：①患者被阴茎疼痛性勃起唤醒至少 2 次。②睡眠状态下的阴茎勃起伴有疼痛和不适，并在醒来和排尿后缓解。③使用多导睡眠图并同时进行夜间阴茎勃起和勃起硬度（nocturnal penile tumescence-rigidity，NPT-R）测量，确诊为 SRPE。④排除发育和结构异常的患者以及外伤或其他原因导致的阴茎异常勃起。

2. 诊断结果

总共有 44 名患者入选，平均年龄为 44.66±7.96 岁。诊断延迟时间的中位数为 1.5 年（范围：1 个月～27 年）。

疼痛性勃起所致夜间觉醒的平均频率为 4.25±1.79 次/晚。醒来后，SRPE 的平均潜伏期（由醒来前后的勃起时间组成）为 9.09±4.53 分钟。GAD-7、PHQ-9 和 PSQI 评分分别为 9.14±5.71 分、10.34±5.83 分和 13.14±4.36 分。此外，80.00% 的患者报告有夜尿症。平均 VAS 评分为 6.68±1.72 分。

40 例患者报告在清醒状态下有规律的阴道性交（另外 4 例患者由于严重的勃起功能障碍，没有规律性交）。IIEF-5、IELT 和性生活频率的情况分别为 21.65±3.26、5.00±2.26 和 3.43±1.62。根据 IIEF-5 评分，勃起功能障碍的患病率为 35.00%（14/40）。报告的合并症或精神病史包括泌尿系统疾病、慢性病、精神疾病以及泌尿系统、腹部或脊柱手术史。人口统计学资料和 SRPE 发作之间没有明显的相关性（所有的 P ＞0.05）。

性激素检测结果如下：LH、FSH、E_2、PRL 和 TT 的分别为 4.09±1.82IU/L、5.56±3.52IU/L、34.06±12.51pg/ml、6.43±3.25ng/ml 和 4.02±1.07ng/ml。值得注意的是，有 8 例患者的总睾酮水平低于 3.0ng/ml，被诊断为 LOH。所有的患者中，睾酮水平均在正常生理值上限以下。

发现以下情况会加重这种疾病，包括压力（10名患者）、负面情绪（13名患者）、睡眠质量差（13名患者）、睡前性交（11名患者）、饮酒（4名患者）、食用辛辣食物（1名患者）、寒冷天气（3名患者）和炎热天气（1名患者）。此外，患者认为SRPE的缓解与以下几个因素有关，包括放松情绪和散步（33名患者）、排尿（35名患者）、疲劳（5名患者）和性交（4名患者）。

值得注意的是，在44名入选的患者中，15人患有BPH，8人患有OSAS，5人患有LOH。

三、鉴别诊断

本研究排除患有特定明确原因导致的阴茎异常勃起患者，包括继发于血液疾病（白血病等）和横纹肌损伤或创伤性异常勃起，排除泌尿系统的解剖学和发育异常（如佩罗尼病等）。

四、治疗

治疗方向的确定主要基于夜尿症的发生频率、睡眠质量的主观判断以及患者的焦虑和抑郁情绪的发生率和严重程度。如果存在夜尿症，则开具α受体阻滞剂（坦索罗辛或多沙唑嗪），并提供生活方式教育（如睡前不要喝酒、睡前尽量不饮水）。对出现抑郁症或焦虑症（PHQ-9或GAD-7的高分）的患者给予抗抑郁药或抗焦虑药（米氮平、舍曲林、氟西汀、帕罗西汀、氯美扎酮）。米氮平、佐匹克隆或唑吡坦用于治疗睡眠不佳（PSQI高分）的患者。根据以前的病例报告，3名患者予以巴氯芬（肌肉松弛剂），以减少SRPE的频率和潜伏期。此外，在5例LOH的患者中使用了睾酮补充治疗。1例严重OSAS患者给予CPAP与药物相结合治疗。每种药物的类型和剂量都是根据初始治疗2周的效果决定和个性化改变的。

五、预后

44例入组的患者中，2例未接受治疗，42例患者接受了治疗，40例患者在3个月后完成了随访调查问卷。3个月后，GAD-7、PHQ-9、PSQI和VAS评分明显下降到4.25 ± 3.44分（$P<0.001$）、4.55 ± 2.86分（$P<0.001$）、7.65 ± 3.06分（$P<0.001$）和2.90 ± 1.89分（$P<0.001$）。此外，夜尿的发生率（32.50%）明显下降（$P<0.001$）。

42例患者中的32名（2018年6月1日前入组研究）在1年后完成了随访问卷。随访1年后，VAS评分明显下降（$P < 0.001$）。

进一步进行亚组分析，以评估合并夜尿症或LOH的SRPE患者的疗效。在32例SRPE出现夜尿频多的患者中使用了坦索罗辛或多沙唑嗪。使用α受体阻滞剂治疗后，这些患者的VAS评分在随访3个月（$P < 0.001$）和1年（$P < 0.001$）后均明显下降。LOH患者使用了睾酮补充疗法。在随访3个月（$P = 0.049$）和1年（$P = 0.043$）后，这些使用睾酮补充疗法的患者的VAS评分亦明显下降。

在治疗和随访期间没有严重药物副作用的报告。

六、讨论

（一）开展本项研究的起源

本研究涉及近8年到北京协和医院泌尿外科就诊的几乎全部SRPE患者。

早在2015年前，我们也零星地遇到过这类患者，但并没有给予足够的重视。随着类似患者不断出现，尤其是来自全国同行不断转诊患者来北京协和医院，我们开始关注此病。在广泛查阅并深度学习为数有限的文献后，我们认识到，这是一种新的现象/疾病，严重困扰了患者的身心健康，需要科学应对。

意想不到的是，关于此病存在许多的疾病相关理念，个别理论认为SRPE与肥胖和呼吸困难有关，我们在观察到的第1例患者就遭遇了类似的现象。按照单一的机制，即改善睡眠中的呼吸困难和全身组织器官的乏氧（佩戴呼吸机）并不能完全解决患者的问题，同时配合改善睡眠和情绪的对症处理则全面缓解症状。

（二）SRPE 的临床特点

尽管有许多临床医生在国际性医学会网站上讨论了他们对SRPE患者的诊疗经验，却很少有较大样本病例研究报告。我们在此报道的44例SRPE患者临床特点，完善了对该疾病的认识，是目前最大临床样本的报道，临床特点是症状的多样化，还往往会伴有尿频、睡眠障碍和情绪障碍。

（三）误诊和延迟诊断普遍存在

SRPE是一种不常见的睡眠障碍，会降低生活质量。普通临床医生对SRPE的临床特征和治疗方案了解有限，导致其实际发病率被低估。医者普遍缺乏对SRPE的认识，甚至在专业医生中这种现象也很常见，从而造成 SRPE 患者在发病和诊断该疾病之间总是有几年的延迟。

（四）治疗策略与疗效判断

1. 基本治疗策略及方法

我们认为，SRPE 在主观上可能是一个不佳的身心感受，是以阴茎夜间痛性勃起为核心的一系列症状组成，可以单独针对病因进行治疗，但往往效果不佳，联合治疗和综合对症治疗，尤其是个体化的治疗最为推荐。

密歇根的一位学者在为其亲属（48 岁男性，4 年的 SRPE 病史）咨询相关疾病过程中，提出了很多困扰问题，主要涉及药物治疗的不佳现状。患者的血液和尿液检查正常，超声及 MRI 检查盆底及脊柱正常，看过许多泌尿专科医生，均未发现任何异常，还看过神经科专家、性医学专家、心理科专家及精神科专家。患者接受过加巴喷丁、普瑞巴林、帕罗西汀、巴氯芬、佐匹克隆、地西泮，以及溴西泮治疗，可谓是把相关的药物都尝试过了。有趣的是，每种药物在治疗初期（10 天内）都有一定疗效，但随后就会复发，而且增加药物剂量后并没有明显改善。他的这些症状只有在经过抗雄激素治疗（cyproterone acetate）降低雄激素后，才会短暂消失，然而雄激素水平低下又导致了他的失眠及其他一系列的不适症状。这些问题进一步反映出该疾病的复杂性，尤其是药物选择的艰难与显著的个体化差异。

个体化的伴发症状的处理非常重要。在目前的病例中，我们证明夜尿、焦虑、抑郁和睡眠不佳是 SRPE 患者的常见症状。在短期（3 个月）和长期（1 年）的随访中，旨在控制这些症状的治疗是有效的。

（1）排尿功能异常：这是造成患者夜间勃起和容易醒来的原因之一，是 SRPE 患者为应对 LUTS 而最常采用的应对性操作之一。然而，以前没有分析过残余尿液和 SRPE 之间的关系。值得注意的是，根据目前的病例系列，夜尿症在 SRPE 患者中很常见。随后进行了尿路超声检查，结果表明前列腺增生症的患病率为 34.09%（15/44）。相应的治疗（如坦索罗辛或多沙唑嗪等 α 受体阻滞剂）是有效的，SRPE 患者的 VAS 评分明显下降就是证明。我们的研究结果表明，残余尿液或许可以通过压迫和刺激海绵体神经从而成为 SRPE 的一个重要诱因。在此，我们证明了夜尿的作用以及适当治疗对 SRPE 患者的影响。需要更详细的研究来评估夜尿、α 受体阻滞剂和 SRPE 之间的具体关联。

（2）焦虑和抑郁：一些研究表明，心理因素与SRPE之间存在关联，焦虑和压力在疼痛性勃起的病理生理学中的作用，我们的结果也表明，心理因素可能是SRPE的重要诱因，但不能完全解释其病理生理机制。

（3）睡眠不佳：根据本研究，患者的PSQI评分很高，睡眠障碍比较普遍。在目前的病例中，使用几种策略来改善睡眠质量，包括服用米氮平、佐匹克隆等，这些治疗可改善睡眠质量，降低PSQI评分。

（4）雄激素及抗雄激素的作用：在SRPE发病机制及治疗中的某些作用目前还不清楚，存在广泛争议。睾酮在调节与睡眠有关的勃起方面起着重要作用，在一些病例中，抗雄激素治疗被用来抑制与睡眠有关的勃起。然而，抗雄激素治疗对SRPE的效果很差，而且有各种副作用的报道，包括性欲减退、色情勃起的质量下降和骨质疏松。然而，血清睾酮水平升高导致SRPE的假设从未被明确证实。值得注意的是，在我们报道的44例病例中，8名患者的TT＜3.0ng/ml，7名患者使用了睾酮补充治疗（另有1名患者拒绝接受SRPE治疗），在短期和长期随访期间，VAS评分明显下降。考虑到有限的疗效和副作用，不建议在治疗SRPE中使用抗雄激素。相反，当睾丸激素水平较低时，包括睾丸激素补充治疗在内的综合治疗可能对SRPE的症状有积极作用。治疗的目的是处理SPRE的原因和症状。在没有对照和小样本的小队列中，不可能对补充睾酮在SRPE中的作用得出明确结论。今后需要进行精心设计的随机对照试验，以确定睾酮在SRPE中的某些作用。然而，我们认为，在临床实践中，我们应该告知患者：第一，抗雄激素可能有不良反应，包括性欲减退、色情勃起质量下降等。第二，使用抗雄激素前应检测血清睾酮水平。第三，大多数SRPE患者的睾酮水平没有超过上限。此外，现有的临床经验告诉我们，使用抗雄激素治疗策略的疗效有限。

2. 疗效判断

治疗的效果是基于对症状缓解程度的分析判断。值得注意的是，根据大多数已发表的研究，SRPE的疗效主要是基于患者主观感受的改善以及SRPE频率下降和潜伏期缩短。在目前的病例系列中，更关注这些症状的普遍性、严重性和持续性，以及对有效治疗的改善程度。

七、小结及展望

由于临床医生普遍对SRPE的临床特征和治疗方案了解有限，所以SRPE没有得到足够的重视。我们的研究表明，SRPE 主要发生于中年男性，不同患者之间的临床特征异质性很高。根据患者的不同症状，有许多治疗方案。根据致病性勃起的不同机制，采用多靶点联合治疗来改善睡眠、焦虑、抑郁、排尿等症状。仍需要更多的研究来探索 SRPE 的发病机制和联合治疗的有效性。

尽管目前的研究提供了一个相对较大的样本量，但应注意到一个局限性：这些患者的症状和相应治疗方法的多样性增加了分析特定药物疗效的难度。此外，整体上对这个疾病的观察和随访时间还较有限。未来的研究需要探索更优的治疗方案及长期疗效和预后。

（卢　毅　张建中　李宏军）

第三节　睡眠相关痛性勃起的中医诊疗理念

睡眠相关性痛性勃起大致相当于中医学"阴举不衰"症，又称强中、阴纵不收等。《诸病源候论》谓："茎长兴盛不痿。"《灵枢·经筋篇》称："纵挺不收"；《灵枢·经脉篇》《甲乙经》作"阴挺长"；《诸病源候论》《千金方》《世医得效方》等谓"强中"；《医学纲目》《类证治裁》名阴纵、阴纵不收；《杂病源流犀烛》叫作阴挺、茎强、茎强不痿；《石室秘箓》《本草经疏》名为阳强不倒。《灵枢·经脉》载："肝足厥阴之脉……循股阴，入毛中，环阴器，抵小腹。"《素问·金匮真言论》云："肾……开窍于二阴。"故本病病位主要在肝、肾二脏。本病的病理因素多责之于湿热、气郁、痰火、阴虚、血瘀，多因情志失调、饮食不节、跌仆外伤使气血运行失调，或房劳过度、药石所伤使阴精暗耗不能濡养宗筋，阴不涵阳，阳不入阴而发为本病。

随着中医对睡眠相关性痛性勃起的深入认识、研究与总结，人们逐渐认识到血瘀病机在本病中的重要地位，认为血瘀贯穿疾病的始终。阴茎之中有很多细小脉络，感受热邪，热伤阴液，血热互结，即可成瘀；或受湿邪，阻遏气机，气滞血停而成瘀；情志内伤，饮食起居失宜皆可致瘀。在睡眠相关性痛性勃起的病理发展过程中，间接的血瘀更为常见，即多种病机可向血瘀转化，主要有气滞血瘀、气虚血瘀、血热成瘀等。气虚推动血行无力，血行迟缓而成瘀；或气虚统摄无力，血液离经，不得消散，也可成瘀；热灼阴液，致血液黏滞不行，或热邪灼伤脉络，血溢脉外，不能消散，积而成瘀。而中医学中还有"久病从瘀"的说法，叶天士也指出："初病在气，久病在血"。睡眠相关性痛性勃起病证久治不愈，黏滞缠绵，必定会由浅入深发展，气血同病，日久影响血液循环，必致血瘀。因此，血瘀是睡眠相关性痛性勃起的基本病机。

一、病因病机

（一）血瘀湿热

此证多因饮食不节或嗜酒成性，湿热内蕴，肝经湿热下注，郁滞宗筋，阻滞气血运行所致。

（二）血瘀痰火

此证多因平素嗜食膏粱厚味，化生痰火，炼血成瘀所致。

（三）血瘀肾虚

此证多由交合过度、持续自慰或滥用温阳之品，阴精耗损，阴虚不能制阳，相火偏亢而使阳强易举，阴液不能濡养宗筋则痛。

（四）血瘀气郁

此证多由情志失调，或郁怒，或多愁善感，肝失疏泄，气机不畅，致瘀血内停阻滞于宗筋络脉，气血运行不畅，不通则痛，故发生本病。

二、辨治要点

（一）基本病机

血瘀是其基本病机。睡眠相关性痛性勃起的病机虽然有肾虚、血瘀、肝郁、湿热等不同，但一般来说，湿热为患为共识；瘀血内阻为趋势；湿热瘀结为特征；肾虚为内在基础。

（二）辨病是首要

睡眠相关性痛性勃起的主要特征有两个：其一是患者在睡眠时特别是快速眼动睡眠时反复出现阴茎痛性勃起，醒后疼痛消失；其二是在性生活及自慰时无痛性勃起。在抓住主要特征的基础上，需要结合血尿常规、性激素、凝血功能，睾丸、前列腺、阴茎海绵体彩超，除外器质性病变。选择NPT和多导睡眠监测、心理健康问卷测评。

根据发病机制，睡眠相关性痛性勃起可以分为原发性和继发性，可能的原因包括睡眠期间自主神经系统功能失调、下丘脑前部的损伤或刺激、不完全的脊髓病变、神经传导和内皮功能局部障碍、坐骨海绵体肌和球海绵体肌的控制失调、导致活动性增强等。临证之时需细细分辨，尽量明确病因和合并疾病，这对后续的治疗至关重要。

（三）辨证是核心

近年来，随着对睡眠相关性痛性勃起的深入研究，人们逐步确立了血瘀在其病机中的重要地位。阴茎中含有许多细小的络脉，需要充足的气血维持营养供应。然而，阴茎为人体的末端，易受各种因素影响导致气血运行不畅，无法供养相应络脉。疼痛的原因可以分为不通和不荣，睡眠相关性痛性勃起的疼痛以血瘀导致的不通为主。因此，血瘀是睡眠相关性痛性勃起的基本病机。此外，由于睡眠相关性痛性勃起缠绵反复的特点，导致病程迁延，患者被本病反复折磨，逐渐失去治疗信心，容易出现焦虑、抑郁等精神障碍。而研究发现，睡眠相关性痛性勃起患者普遍存在焦虑、抑郁等精神障碍。因此，睡眠相关痛性勃起的主要病机特点已从湿热转变为血瘀肝郁，而治疗则应该在活血疏肝的基础上辨证论治，从而能够更加有针对性地进行治疗。

（四）中西医结合是趋势

虽然，近年来中西医对睡眠相关性痛性勃起的临床研究与实践都取得了新的进展，但仍然不能解决所有的问题，从而中西医结合成为治疗睡眠相关性痛性勃起的趋势。中西医在治疗睡眠相关性痛性勃起方面都有各自的优势与劣势，中西医之间取长补短、中西合璧将会取得更加满意的治疗效果。

首先，中西医在治疗睡眠相关性痛性勃起的不同症状表现上，各有优劣。一定要明确各自的治疗优势，选择最有效的方法针对相应的临床表现。如现代医学在抑制REM睡眠、抗焦虑及抑郁等方面有优势，而中医的优势在于改善躯体症状、缓解疼痛等方面。因此，对于以勃起疼痛为主，兼以排尿异常、精神障碍等表现的睡眠相关性痛性勃起，必须中西医结合治疗。使用现代医学手段治疗排尿异常，采用中医中药缓解疼痛症状及躯体症状。另外，对明显伴有焦虑、抑郁等精神障碍的患者使用现代医学的抗焦虑抑郁药物要明显优于疏肝解郁的中药。

其次，中西医结合能够更好地辨病论治与辨证论治相结合。使用现代医学的诊断工具，可以更加明确地排除疑似相关疾病，明确诊断。在明确诊断的基础上，再明确中医证型，现代医学的表型组合，从而采取更有优势的治疗方案，对症分型治疗。

最后，中西医思维的结合更有利于突破现有的治疗"瓶颈"。中医与现代医学是完全不同的两种医学理论体系，二者之间的典型区别不是诊疗手段的差异，而是在不同思维体系指导下进行的医学诊疗，即中医学与现代医学对同一疾病问题的认识是采用不同的思维方式，从不同的层面、不同的角度去认识的。因此，中西思维方式的结合能够打破自身的桎梏，更有利于理论的突破。

（五）身心同治是关键

随着社会-生物-心理医学模式的普及，临床医生越来越重视精神心理因素在疾病中的重要影响作用，而睡眠相关痛性勃起患者的精神心理状况也在近年来表现突出，逐步被关注重视。多项临床研究显示，睡眠相关性痛性勃起患者精神障碍表现突出，主要表现为焦虑、抑郁等精神障碍。因此，睡眠相关性痛性勃起的临床症状已经从以躯体症状为主向躯体症状与精神障碍表现并重转变，而且其精神障碍表现与躯体症状密切相关，相互影响，进一步加重临床表现，甚至成为睡眠相关性痛性勃起缠绵难愈的重要因素之一，严重影响患者的生活质量与心理健康。因此，睡眠相关性痛性勃起身心同治应该作为治疗的关键，必须重视。睡眠相关性痛性勃起的治疗既要采取有效的措施解决患者的躯体症状，又要重视心理疏导的积极作用，甚至必要时需要配合抗焦虑抑郁的药物。尽早规范地进行药物干预，往往能够使患者受益，达到满意的治疗效果。

（六）综合治疗是要点

近年来，睡眠相关性痛性勃起逐步进入综合治疗时代，只有采用现有的多种诊疗方法进行综合治疗，才能够达到理想的治疗效果。因此，睡眠相关性痛性勃起的临床治疗方法具有多样化的特点，既有多样的治疗药物，也有繁多的外治方法，同时还要对患者进行健康教育以及生活方式调整等。对于睡眠相关性痛性勃起患者，首先，要实施包括健康教育、调整饮食和生活方式在内的基础治疗，如科普疾病相关知识、限制饮酒和进食辛辣刺激食物，避免受凉、憋尿、久坐，适度体育锻炼，规律性生活，情志舒畅等；其次，要根据患者的临床症状表现，明确表型组合，中医证型，制订个体化的综合药物治疗方案；最后，要重视外治法在睡眠相关性痛性勃起治疗中的地位，外治方法对于缓解睡眠相关性痛性勃起有一定的疗效，甚至疗效显著。因此，综合治疗已经成为睡眠相关性痛性勃起的必要治疗手段，只有采用中西医结合、内治与外治配合的综合治疗手段，才能提高疗效，达到满意的治疗效果。

三、中医治疗理念

（一）内治

1. 血瘀湿热

证候：症见睡眠中阴茎勃起疼痛，多呈胀痛或刺痛，醒后如常；阴囊潮湿；肢体困倦，胸闷脘痞，口苦咽干，小便黄赤；舌质黯、苔黄腻，脉弦滑数。

治法：清热利湿、通络止痛。

方药：龙胆泻肝汤加减。药用龙胆草、黄芩、栀子、泽泻、车前子、当归、生地黄、柴胡、甘草、贯叶金丝桃、丹参。方中龙胆草大苦大寒，既能清利肝胆实火，又能清利肝经湿热；黄芩、栀子苦寒泻火，燥湿清热。泽泻、车前子渗湿泄热，导热下行；实火所伤，损伤阴血，当归、生地黄养血滋阴，邪去而不伤阴血。贯叶金丝桃、丹参清热活血，止痛宁神，柴胡舒畅肝经之气，引诸药归肝经；甘草调和诸药。

加减：若肝胆实火较盛，可去车前子，加黄连以助泻火之力；若湿盛热轻者，可去黄芩、生地黄，加滑石、薏苡仁以增强利湿之功。肝郁化火，胸胁灼痛，口干口苦者，加牡丹皮、栀子；化火伤阴，眼目干涩者，加枸杞子、黄精。

中成药：龙胆泻肝丸。

2. 血瘀痰火

证候：症见夜间勃起，阴茎胀痛或刺痛；头蒙心烦，睡眠多梦，面红气粗，口苦口黏，便秘尿黄，舌红苔黄腻，脉弦滑有力。

治法：清热涤痰、止痛安神。

方药：黄连温胆汤加减。药用黄连、竹茹、枳实、半夏、陈皮、甘草、生姜、茯苓、丹皮、赤芍。半夏、陈皮燥湿化痰，理气和胃；竹茹、枳实寒凉清降，两药相配，能泻热化痰，既可减少半夏、陈皮温燥之性，又能增强化痰和胃之功；茯苓健脾利湿，和中化饮，且能宁心安神；丹皮、赤芍凉血化瘀，加黄连清烦热，甘草调和诸药。

加减：心悸怔忡者，加朱砂、生牡蛎；大便秘结者，加生大黄泻热通腑。火热伤阴者，加沙参、麦冬。若心热烦甚者，加黄连、栀子、豆豉以清热除烦；失眠者，加琥珀粉、远志以宁心安神；惊悸者，加珍珠母、生牡蛎、生龙齿以重镇定惊；呕吐呃逆者，酌加苏叶或梗、枇杷叶、旋覆花以降逆止呕；眩晕，可加天麻、钩藤以平肝熄风。

中成药：安宫牛黄丸。

3. 血瘀肾虚

证候：症见夜间阴茎勃起频繁、隐痛或刺痛；伴有腰酸乏力，头晕心烦，失眠多梦，五心烦热，颧红口干；舌红苔少，脉细数。

治法：滋阴潜阳、软坚止痛。

方药：知柏地黄丸加减。药用黄柏、知母、生地黄、龟甲、鳖甲、牡蛎、牛膝、山茱萸、赤芍、秦艽、延胡索。方中重用熟地黄大补真阴，为君药。辅以山茱萸补肾养肝；山药滋肾补脾；黄柏苦寒，泻相火以坚真阴；知母苦寒上清热润肺，下滋润肾阴，与君药相合，大补肾阴，增加培本之力。佐以泽泻泻肾降浊；丹皮清散肝火；茯苓健脾渗湿，与君臣合用，补泻并用，培本清源。诸药相合，共奏滋阴降火之功。

加减：若虚火明显者，加玄参、地骨皮等以加强清热降火之功；兼脾虚气滞者，加白术、砂仁、陈皮等以健脾和胃。

中成药：知柏地黄丸。

4. 血瘀气郁

证候：症见阴茎痛性勃起，呈刺痛或胀痛，外阴、少腹时发疼痛，痛处固定，舌暗红边有瘀斑或瘀点，脉沉涩。

治法：活血理气、通络止痛。

方药：少腹逐瘀汤加减。药用小茴香、干姜、延胡索、没药、当归、川芎、官桂、赤芍、蒲黄、五灵脂。方用小茴香、干姜、官桂温经散寒、通达下焦；延胡索、没药利气散瘀，消肿止痛；失笑散（蒲黄、灵脂）活血通瘀，散结止痛，其中蒲黄生用，重在活血祛瘀，灵脂用炒，重在止痛而不损胃气；当归、川芎乃阴中之阳药，血中之气药，配合赤芍用于活血行气，散滞调经。全方气血兼顾，温通兼行。

加减：若瘀痛入络，可加全蝎、穿山甲、地龙、三棱、莪术等以破血通络止痛；气机郁滞较重，加川楝子、香附、青皮等以疏肝理气止痛；胁下有痞块，属血瘀者，可酌加丹参、郁金、水蛭等以活血破瘀。

中成药：少腹逐瘀颗粒、桂枝茯苓丸。

（二）外治法

1. 针刺疗法

针刺手心主、中冲、丰隆、膏肓等治疗痰火，针刺丰隆、行间、侠溪等治疗气郁，针刺阿是穴、厥阴俞、巨阙、膻中、膈俞等治疗瘀阻经络。

2. 耳穴压丸法

选穴为神门、肾、心、皮质下、失眠、百灵等治疗阴虚阳亢。

3. 外敷药物

用毛茛、大蒜、白芥子、田基黄，任选1种，选敷合谷、列缺，发泡后，刺破流出黄水（操作时须避免感染，最好在医务工作者的监督下使用此法）。

4. 灌肠疗法

（1）生大黄、马齿苋、黄柏，水煎取汁150ml，保留灌肠20～30分钟，每日1～2次。

（2）生大黄、败酱草，水煎，取汁150ml，高位灌肠，保留20～30分钟，每日1次，5～7天为1个疗程。

（三）其他疗法

1. 桑菊薄荷饮

洁净的桑叶、菊花各5g，苦竹叶、白茅根各30g，薄荷3g。上五味一并放入茶壶内，用沸水温浸10分钟，频饮，也可放凉后饮用。

2. 白菊花饮

白菊花5g，绿茶10g一起放入杯内，开水冲泡。

3. 黄花菜饮

黄花菜（干品）15g。制法是将黄花菜洗净加水适量煎汤，代茶饮。有清热利尿功效。

4. 五汁饮

梨、荸荠（马蹄）、藕、鲜芦根各100g，麦冬50g。制法：上述五味洗净去皮后，使用器械或容器，粉碎绞汁饮用。有清热解毒生津的功效。

5. 活血代茶饮

红花3g，贯叶金丝桃5g一起放入杯内，开水冲泡。

四、预防与调护

（一）情绪和运动

保持心情舒畅，保证良好的睡眠，加强体育锻炼如慢跑、打太极拳等，既能增强体质，又能分散患者对病痛的注意力。

（二）饮食调控

要合理调节饮食起居，保持良好的生活习惯，多吃蔬菜、水果、纤维性食物。注意精神护理，包括情志和谐，起居、饮食、劳逸调摄规律。

五、中医专方介绍

暂无推荐。

六、典型病例与解析

（一）验案一

患者，男性，28岁。2017年6月24日初诊。

主诉：睡眠时阴茎勃起疼痛1个月。

病史：患者于1月前出现不明原因的阴茎勃起隐痛不适，多在晚上睡眠时出现，当时并未在意，近期出现尿频，小便6～7次/日，尿急，尿质色黄味浓。平素健忘，胸闷，腰痛，情绪不佳，眠差易醒。舌绛苔黄腻脉弦。PHQ-9评分14分；GAD-7评分12分。阴茎彩色多普勒超声：阴茎海绵体回声均匀，结构未见异常声像。泌尿系统B超：前列腺增大（2.6cm×4.5cm×2.4cm）。尿常规：隐血（±）。西医诊断：睡眠相关性痛性勃起。中医诊断：阳强（肾虚湿热）。应温肾利湿，解郁安神。处方：生杜仲20g，巴戟天20g，枸杞子20g，菟丝子20g，丹参20g，炒王不留行20g，醋青皮10g，赤芍30g，白芍30g，生甘草10g，醋延胡索15g，北柴胡10g，生黄芪20g，益母草30g，绵萆薢20g，茯苓30g，麸炒白术15g，黄连6g，白果10g，乌药15g，醋五味子15g，益智仁30g，制香附10g，酒黄芩10g，制远志10g，车前子30g，松花粉3g。14剂。

二诊（2017年7月8日）：药后诸症悉减，现耳鸣，尿急，胸不适，偶尿频，舌淡红苔黄脉弦细。PHQ-9评分9分；GAD-7评分5分。处以前方加金钱草30g，怀牛膝15g，磁石30g，7剂。

三诊（2017年7月16日）：已无不适。

按语：患者出现睡眠时勃起疼痛，尿频尿急，相关检查并未发现明显异常，同时伴有健忘、失眠等表现。此为睡眠相关性痛性勃起伴抑郁焦虑之象。肾虚无以充养脑窍故健忘，情志失常，气机难达，阳不入阴故失眠，腰痛，情绪不佳，尿色黄味浓，舌绛苔黄腻脉弦，肾虚、湿热、肝郁兼而有之，予温肾清热，理气利湿之剂。杜仲、巴戟天、枸杞子、菟丝子等益肾，青皮、柴胡、延胡索理气，黄芩、黄连清热，益母草、绵萆薢、车前子利湿，赤白芍、生甘草、白术固护中焦，培养气血。药后诸症悉减，唯耳鸣、尿急，乃余热未清之象，予前方加金钱草、怀牛膝补肾利湿，引血中躁动之热下行，并磁石重镇安神，以收全功。

（二）验案二

患者，男性，36岁。2016年9月14日初诊。

主诉：睡眠时阴茎勃起疼痛6个月。

病史：患者诉半年前开始出现夜间阴茎不自主痛性勃起，醒后疼痛可缓解，伴有阴囊潮湿。之前就医用西药、针灸、按摩等治疗均未见效。近1年来工作应酬较多，饮酒量大，饮食不规律；舌红、苔黄腻，脉弦滑。查体：外阴形态正常，颜色偏晦暗，阴茎及睾丸无触痛。阴茎彩色多普勒超声：阴茎海绵体回声均匀，结构未见异常声像。血、尿检查：未见明显异常。西医诊断：睡眠相关性痛性勃起。中医诊断：阳强（肝胆湿热）。应清热利湿、通络止痛，方选龙胆泻肝汤加减。处方：黄芩10g，龙胆草10g，车前子15g，苍术10g，生薏苡仁20g，茯神15g，延胡索10g，当归10g，生地黄10g，炙甘草6g。14剂，每日1剂，水煎服。

二诊（2016年9月30日）：夜间阴茎勃起疼痛减轻，阴囊潮湿减轻，舌脉湿热之象较前减轻，效不更方。

三诊（2016年10月10日）：病已痊愈。给予知柏地黄丸继续服半月固本培元。并嘱清淡饮食，加强运动，规律作息。

按语：患者出现夜间阴茎不自主痛性勃起，伴有阴囊潮湿，舌红、苔黄腻，脉弦滑，是明显的肝胆湿热的征象。予黄芩、龙胆草、车前子清利肝胆湿热，苍术、薏苡仁燥慎相合，增强健脾。延胡索理气止痛，当归、生地黄补充被耗伤之阴血，茯神宁心安神，甘草调和诸药。诸症悉减后给予知柏地黄丸培元固本。

（三）验案三

患者，男性，37岁。2013年11月26日初诊。

主诉：睡眠时勃起疼痛3月余。

病史：自述3个月前与妻子吵架后出现睡眠时阴茎勃起疼痛，不敢勃起，不能行房事。症见面色紫暗，郁郁寡欢，胸胁胀闷，烦躁易怒，失眠多梦，口苦，舌暗红，苔薄白，脉弦滑。阴茎彩色多普勒超声：阴茎海绵体回声均匀，结构未见异常声像。西医诊断：睡眠相关性痛性勃起。中医诊断：阳强（肝郁血瘀）。处方：以柴胡疏肝散加减。具体药物为：柴胡10g，白芍12g，煅龙骨30g，煅牡蛎30g，珍珠母30g，炒枣仁15g，炒芡实12g，金樱子10g，乌药12g，益智仁10g，远志9g，怀牛膝10g，茯苓15g，白蒺藜10g，贯叶金丝桃20g，赤芍15g。服药10剂后疼痛减轻，余症渐缓。服药20剂诸症悉除。

按语：情志不畅导致情志抑郁，气不畅达，阴茎络脉不通则痛，此为肝气郁结，柴胡苦辛，疏肝解郁。情志异常，烦躁易怒，用以白芍酸苦之性，养血敛阴柔肝，配伍龙骨、牡蛎、珍珠母，且重用均为30g，三药共献平肝潜阳，镇心安神之效，牡蛎和白芍收敛作用更佳。用枣仁甘平之性，柔和上三药咸寒，又能养心。牛膝既能补肾，强筋骨，又能引上行肝火下行，发挥里外同治作用。芡实、金樱子益肾固精为佐药，加上益智仁，又有温肾助阳作用。因为有寒凝气滞胸腹痛，则用乌药。予贯叶金丝桃、赤芍活血理气止痛。

七、睡眠相关痛性勃起伴随症状中医辨治介绍

（一）阴茎异常勃起伴疼痛

本病病机复杂，但不外乎虚实二证，多责之于肝肾，发病初期以肝胆火旺或阴虚阳亢为多，中期以痰湿瘀血阻络为主，后期常因阴损及阳，可见气血两亏，并伴发阳痿，但血瘀贯穿疾病的始终。

1. 病因病机

（1）血瘀湿热：肝主疏泄、主宗筋，足厥阴肝经绕阴器，阴茎为宗筋之会。如肝胆郁火，火灼宗筋，致筋拘急，或饮食不节，酿生湿热，蕴结肝经，下注阴器，终致阴茎强硬不衰，瘀滞而痛。

（2）血瘀阴虚：肾藏精、主生殖，开窍于前后二阴，若房事不节，恣情纵欲，耗伤肾精，使肾阴亏虚，久而阴虚火旺，炼血成瘀，加之情欲无节，相火妄动也可致茎体不痿而痛。

（3）痰瘀阻络：本病可因外伤致瘀阻阴茎血脉，或情绪不畅，肝气郁结，肝失疏泄，血瘀脉络，亦有素体痰湿偏重，痰瘀互结于阴茎脉络，日久而致阳强不痿而痛。

（4）血瘀兼气血不足：长期思虑过度，劳倦伤心，而致心气不足，心血亏耗；加

之疾病日久，阴损及阳，元气亏虚，气血不足，虚而成瘀，形体衰弱，虽有异常勃起疼痛，但往往并见阳痿。

2. 辨治要点

（1）明确诊断：阴茎异常勃起是男科疾病的急症，尤其是缺血型。应尽快明确诊断，快速处理，消除持续勃起状态、恢复阴茎海绵体正常血流和保护阴茎勃起功能。

（2）明辨分型：阴茎异常勃起可分为缺血型（低流量型、静脉型）和非缺血型（高流量型、动脉型）。两者病因不同，处理方式各异，预后有较大差别。因此，对于诊断明确的阴茎异常勃起，首先需要明确分型，一般根据临床表现及阴茎海绵体血液血气分析，即可鉴别，然后分型处理。

（3）判断疾病的轻重，采取合理的治疗方法：对于病情轻者，可用保守治疗，疗效不佳时，及时用穿刺冲洗法；病情重者，应及时采取手术进行血液分流，以免血栓形成而影响性功能。

（4）治疗效果评价：对于阴茎异常勃起的治疗应从3个方面评价其疗效：①阴茎海绵体循环顺利恢复。②阴茎异常勃起现象完全解除，恢复常态。③阴茎保持正常勃起功能，满意地进行性生活。

3. 中医治疗

［内治法］

（1）血瘀肝火

证候：阴茎持续痛性勃起，茎强不萎，伴烦躁易怒，面红目赤，口苦咽干，两胁胀痛。舌质红或有瘀斑，苔黄，脉弦数有力。

治法：清肝泻火，化瘀软坚。

方药：当归芦荟丸加减。药用当归、黄柏、龙胆草、栀子、黄芩、青黛、芦荟、大黄、木香、丹参、丹皮。方以青黛、芦荟、龙胆入本经而直折之，又以黄芩泻肺火，黄连泻心火，黄柏泻肾火，栀子泻三焦火，分诸经而泻之。而最横之肝火，失其党援而乃平，然火旺则血虚，故以当归补血。火旺则胃实，故以大黄通滞，火旺伤血成瘀，故以丹参、丹皮凉血化瘀。气有余便是火，故以麝香之主持正气，神曲之化导积气，木香之通行滞气。气降，火亦降，自然之势也，况又得芩连栀分泻各经，青黛、芦荟、龙胆直折本经，内外应合。

加减：局部瘀血征象明显者，加水蛭、虎杖。

中成药：当归芦荟丸。

（2）血瘀湿热

证候：阴茎举而不衰，肿胀热痛，伴有烦躁易怒，失眠多梦，头晕发胀，发热，口苦，咽干，胁肋胀痛，或胁下有痞块，纳呆呕恶，厌油腻，尿黄，滞涩不畅，大便秘结，舌红苔黄腻，脉滑数。

治法：清泻肝胆，凉血通络。

方药：龙胆泻肝汤加减。药用龙胆草、黄芩、栀子、泽泻、车前子、当归、生地黄、柴胡、甘草、贯叶金丝桃、延胡索。方中龙胆草大苦大寒，既能清利肝胆实火，又能清利肝经湿热。黄芩、栀子苦寒泻火，燥湿清热。泽泻、车前子渗湿泄热，导热下行；实火所伤，损伤阴血，当归、生地黄养血滋阴，贯叶金丝桃、延胡索清热凉血，理气止痛，邪去而不伤阴血。柴胡舒畅肝经之气，引诸药归肝经；甘草调和诸药。

加减：若肝胆实火较盛，可去木通、车前子，加黄连以助泻火之力；若湿盛热轻者。可去黄芩、生地黄，加滑石、薏苡仁以增强利湿之功。肝郁化火，胸胁灼痛，口干口苦者，加牡丹皮、栀子；化火伤阴，眼目干涩者，加枸杞子、黄精。

中成药：四妙丸、癃清片。

（3）血瘀阴虚

证候：阴茎举而不衰，肿胀疼痛。伴头晕目眩，心烦失眠，潮热盗汗，神疲乏力，咽干口燥，面白或颧红，腰膝酸软。舌红少津，少苔，脉弦细数。

治法：滋阴降火，活血通络。

方药：知柏地黄丸加减。药用黄柏、知母、生地黄、龟甲、鳖甲、牡蛎、牛膝、山茱萸、赤芍、秦艽、延胡索。方中重用熟地黄大补真阴，为君药。辅以山茱萸补肾养肝；山药滋肾补脾；黄柏苦寒，泻相火以坚真阴；知母苦寒上清热润肺，下滋润肾阴，与君药相合，大补肾阴，增加培本之力。佐以泽泻泻肾降浊；丹皮清散肝火；茯苓健脾渗湿，与君臣合用，补泻并用，培本清源。诸药相合，共奏滋阴降火之功。

加减：若虚火明显者，加玄参、地骨皮等以加强清热降火之功；兼脾虚气滞者，加白术、砂仁、陈皮等以健脾和胃。

中成药：知柏地黄丸、左归丸。

（4）痰瘀阻络

证候：阴茎挺举而日久不衰，阴茎颜色紫黯，木状肿硬，局部刺痛。可伴肢体麻木、痿废，胸闷痰多，或痰中带紫黯血块，舌紫黯或有斑点，苔白腻，脉弦涩。

治法：活血化瘀，化痰通络。

方药：少腹逐瘀汤加减。药用小茴香、干姜、延胡索、没药、当归、川芎、官桂、赤芍、蒲黄、五灵脂。方用小茴香、干姜、官桂温经散寒、通达下焦；延胡索、没药利气散瘀，消肿止痛；失笑散（蒲黄、五灵脂）活血通瘀，散结止痛，其中蒲黄生用，重在活血祛瘀，灵脂用炒，重在止痛而不损胃气；当归、川芎乃阴中之阳药，血中之气药，配合赤芍用于活血行气，散滞调经。全方气血兼顾，温通兼行。

加减：若瘀痛入络，可加全蝎、穿山甲、地龙、三棱、莪术等以破血通络止痛；气机郁滞较重，加川楝子、香附、青皮等以疏肝理气止痛；血瘀经闭、痛经者，可用本方去桔梗，加香附、益母草、泽兰等以活血调经止痛；胁下有痞块，属血瘀者，可酌加丹参、郁金、水蛭等以活血破瘀。

中成药：小活络丹。

（5）血瘀兼气血两虚

证候：阴茎挺举反复发生，举而不坚。多因失治损伤阴茎脉络，伴有阳痿、心悸、神疲头晕，多梦健忘，面白舌淡，脉弱。

治法：补益心脾、活血通络。

方药：归脾汤加减。药用白术、人参、黄芪、当归、甘草、白茯苓、远志、酸枣仁、木香、龙眼肉、生姜、大枣。方中人参甘温补气，归经心、脾，故既为补益脾胃之要药，又能补心益智、助精养神，故《神农本草经》有人参"补五脏，安精神，定魂魄"之论，《本草汇言》亦云："人参，补气生血，助精养神之药也，故真气衰弱，短促虚喘，以此补之，如荣卫空虚，用之可治也……惊悸怔忡，健忘恍惚，以此宁之……元神不足，虚羸乏力以此培之；如中气衰陷，用之可升也"；龙眼肉甘温味浓，归经心脾，为补益心脾、养血安神之滋补良药。故《滇南本草》云其"养血安神，长智敛汗，开胃益脾"，二药合用，补气生血，益脾养心之功甚佳。黄芪、白术甘温入脾，补气倦脾，助人参益气补脾之力，脾胃气充，既可复其统血摄血之职，又能使气血生化有源，而收补气生血，阳生阴长之效；当归甘辛微温，滋养营血，助龙眼肉养血补心之功。茯神、远志、酸枣仁宁心安神；木香理气醒脾，与补气养血药配伍，使之补不碍胃，补而不滞。张璐曾说："此方滋养心脾，鼓动少火，妙以木香调畅诸气，世以木香性燥不用，服之多致痞闷，或泄泻、减食者，以其纯阴无阳，不能输化药力故耳"，可谓深谙其理。以炙甘草补气和中，调和诸药。煎药时少加生姜、大枣调和脾胃，以资生化。诸药配伍，共奏益气补血，健脾养心之功。

加减：气虚甚者，加太子参、刺五加；血虚甚者，加熟地黄、鹿角胶。

中成药：归脾丸、乌灵胶囊。

（6）血瘀兼败精阻窍

证候：阴茎持续勃起，茎中涩痛，小便不畅，同房射精量少，或射精后疼痛，少腹拘急。舌红，苔黄，脉弦。

治法：通利精窍，活血通络。

方药：通窍活血汤加减。药用桃仁、红花、生姜、赤芍、川芎、老葱、大枣、麝香、黄酒。方中桃仁、红花活血祛瘀；麝香芳香走上，开窍醒神。赤芍、川芎行气活血。生姜、葱白行气通阳利窍；大枣缓和芳香辛散药物之性，黄酒通络，也可引药上行。诸药配合能更好地上行头面而活血通窍。

加减：痰湿内阻，加半夏、川贝、天竺黄；项强，加葛根；瘀血明显，加当归、三七；心悸失眠，加远志、酸枣仁；眩晕，加胡桃肉、枸杞子；便秘，加大黄；阴虚，加生地黄、玄参；肝阳上亢，加羚羊角、生石决明。

中成药：西黄胶囊。

［外治法］

（1）针灸治疗：取穴蠡沟、照海、气海、丰隆、八髎、三阴交、关元、肾俞。根据辨证可加减应用。肝胆火盛，肝经湿热者选穴太冲、三阴交、行间、肝俞、胆俞、膀胱俞；阴虚火旺者选穴太溪、气海、照海、行间、太冲；茎络瘀阻者选穴秩边、三阴交等。虚证用补法，实证用泻法。

（2）推拿疗法：按揉阳陵泉、太冲穴。患者可自行坐在靠背椅上，双下肢抬高，双手按揉阳陵泉、太冲穴，以感觉酸、麻、胀为度。每日2～3次，每次6～10分钟。按压心俞、肝俞、肾俞。患者取侧卧位，医生坐其背后，双手交替揉按心俞、肾俞，以酸胀为度，每日2次，每次10～15分钟。点按双侧三阴交、太冲、涌泉穴，各1分钟左右，每日1～2次。从下脘以手掌用推法推至曲骨，反复30～50次。

（3）药物外治：取芒硝120g敷于阴茎，两手捧住，任其流水，阳自缩。缩阳丹：水蛭9条，入水盆养至七月七日，取出阴干，称其重量。水蛭、麝香、苏叶三味各等份，研细末，蜜和为饼，用少许擦左足心，立刻阳缩。丝瓜汁调五倍子末敷于阴茎。

生石膏、芒硝各100g，大黄汁适量。用大黄汁调生石膏、芒硝末，外敷阴茎、少腹、会阴部。黄连、黄柏、栀子、青皮、白芷各10g，川楝子20g，丁香6g。上药共压细粉。取药粉适量，以水调成糊，填入脐中，盖纱布，用胶布固定。每日用药1次。芒硝、冰片各等量。研粉，装瓶备用。水调面粉调和成面团，搓条围于脐周，面卷内放芒硝、冰片末各5g，渐滴冷水于药上，令药溶。

4. 预防调护

（1）心理护理：由于患者疾病部位特殊，同时担心阴茎异常勃起引起性功能障碍等，患者常产生害羞、焦虑、忧郁等不良心理，应注意及时排解抑郁、焦虑情绪，不可郁怒伤肝。

（2）生活习惯：节制房事，避免过度频繁产生强烈性刺激；少食肥甘厚腻，避免嗜酒成性，酿生湿热。避免自行服用、滥用补肾壮阳之品，以免加重病情。

5. 中医专方介绍

（1）清热化痰方：生地黄12g，炙百合12g，知母9g，黄柏9g，橘红9g，茯苓9g，胆星9g，竹茹9g，钩藤12g，远志9g，甘草3g。水煎服。用于阴虚内热，痰热流于肝经，内郁蒙蔽神明所致之阳强。

（2）倒中汤：龙胆草12g，生地黄18g，当归9g，车前子15g，栀子12g，川红花6g，柴胡12g，黄柏12g，泽泻8g，甘草9g，桃仁15g。水煎服。治疗湿热内蕴，瘀血留滞所致之阳强。

（3）加味芍药甘草汤：白芍30g，炙甘草10g，木瓜30g，乌药10g，延胡索10g，丹参40g，益母草30g，车前子10g。水煎服。治疗邪扰宗筋、气血逆乱之阳强。

6. 典型病例与解析

（1）验案一

患者，男性，29岁。2013年7月12日初诊。

主诉：阴茎勃起异常伴疼痛半年余。

病史：患者半年前无明显诱因出现阴茎异常勃起，时有疼痛，久坐后出现会阴部隐痛不适。无尿急、尿频、尿痛及尿道灼热感，平素因工作原因需久坐，久坐后会阴不适加重。患者平素情绪不佳，眠差易醒，纳可，二便尚调。舌淡红，苔黄，脉弦数。阴囊B超：左侧精索静脉曲张；阴茎彩色多普勒超声：阴茎海绵体回声均匀，结构未见异常声像。西医诊断：阴茎异常勃起。中医诊断：阳强（肝郁湿热）。处方：活血祛湿通络，疏肝解郁安神。具体药物为：生黄芪30g，党参20g，升麻6g，柴胡10g，当归15g，青皮10g，炒王不留行20g，菟丝子15g，茯苓15g，炒白术15g，丹参20g，合欢皮15g，小茴香10g，远志10g，夜交藤30g。14剂，水煎服。

二诊（2013年7月31日）：患者自诉胸闷好转，胃部不适，阴囊疼痛消失。舌淡红苔黄脉弦。予前方加用生百合30g，佛手15g，青皮10g，14剂，水煎服。

三诊（2013年8月19日）：患者自觉精力改善，诸症缓解。仍有眠差，二便调。舌淡红齿痕苔黄脉弦。予调整处方，柴胡12g，当归15g，白芍15g，茯苓15g，青皮10g，郁金10g，五味子10g，炒栀子6g，薄荷6g，夜交藤30g，炒枣仁30g，合欢皮15g，远志10g，石菖蒲15g，生牡蛎30g。14剂，水煎服。

2013年9月2日四诊，患者自诉已无明显不适。继予前方14剂巩固疗效。

按语：患者无明显诱因出现阴茎异常勃起，久坐后出现会阴部隐痛不适，同时伴有失眠，情绪不佳，舌淡红苔黄脉弦，提示湿热、肝郁兼而有之，故立法祛湿通络、疏肝解郁，当予祛湿、疏肝安神之剂。升麻、当归、青皮、柴胡、炒王不留行疏肝理气，予合欢皮、小茴香、远志、夜交藤安神，白芍、白术、生黄芪、党参、茯苓淡渗利湿、固护正气。药后诸症悉减，唯情绪调整不佳，乃余热未清、神志欠安之象，予前方加生百合宁神，加佛手、青皮疏肝，以奏解郁安神之效。

（2）验案二

患者，男性，48岁。2019年5月13日初诊。

主诉：阴茎勃起异常伴疼痛1年余。

病史：患者1年前无明显诱因出现阴茎异常勃起，勃起非常坚硬，阴茎持续不软，勃起时没有性兴奋感，反而感觉阴茎疼痛不适，以致不能入睡，必须起床散步才能让勃起的阴茎慢慢疲软，阴茎疼痛不适才能随之消失，但入睡后不久又发生异常勃起。初发时每夜异常勃起1～2次，近2个月来异常勃起次数明显增加，每夜异常勃起3～5次，而且阴茎疼痛更甚。伴手足心热，失眠多梦，察其舌苔少，舌色黯，脉弦数。阴茎彩色多普勒超声：阴茎海绵体回声均匀，结构未见异常声像。血常规、尿常规正常，前列腺按摩液的白细胞（＋）。西医诊断：阴茎异常勃起。中医诊断：阳强（阴虚阳亢）。应滋阴降火、活血化瘀。药用黄柏10g，知母10g，生地黄20g，玄参15g，丹皮12g，赤芍20g，制乳香6g，制没药6g，红花6g，延胡索10g。14剂，水煎服，每日1剂。

二诊（2019年5月28日）：患者阴茎异常勃起次数减少，疼痛减轻，余无不适，予原方继服14剂。

按语：患者阴茎勃起异常，时有隐痛，伴手足心热，失眠多梦，舌苔少色黯，脉弦数，为阴虚阳亢之确征。予知母、黄柏清降虚火，生地黄、玄参养易伤之阴，丹皮、赤芍清热凉血，乳香、没药理气止痛，红花、延胡索活血止痛。

（3）验案三

患者，男性，36岁。2020年6月26日初诊。

主诉：阴茎勃起异常伴疼痛1月余。

病史：患者自诉近一个月勃起功能异常，伴阴茎胀痛，小腹不适，乏力，纳眠差，多梦易醒，二便调。平时工作繁忙，压力较大，已婚未育。舌淡红苔白，脉弦。性激素检查：TT 2.9ng/ml，E_2 < 20pg/ml，FSH 6.46IU/L。阴茎彩色多普勒超声：阴茎海绵体回声均匀，结构未见异常声像。西医诊断：阴茎异常勃起。中医诊断：阳强（肝郁血瘀）。应活血通络，疏肝理气。处方：丹参20g，炒王不留行20g，炒川楝子10g，醋青皮10g，赤芍30g，白芍30g，生甘草10g，制乳香10g，制没药10g，醋延胡索15g，北柴胡10g，生黄芪20g，益母草30g，茯苓30g，小茴香10g，木香10g，盐橘核20g，巴戟天15g，制远志15g。14剂，水煎服。

二诊（2020年7月12日）：自诉阴茎、小腹部疼痛减轻，仍多梦易醒，纳差，舌淡红，苔黄，脉弦。前方加石菖蒲10g，知母10g，百合30g，砂仁10g，麸炒枳壳15g。7剂，水煎服。

三诊（2020年7月20日）：自诉偶有阴茎勃起不适，舌淡红，苔白，脉弦。处方：丹参20g，炒王不留行子20g，炒川楝子10g，醋青皮10g，赤芍30g，白芍30g，生甘草10g，制乳香10g，制没药10g，醋延胡索15g，北柴胡10g，生黄芪20g，益母草30g，茯苓15g，小茴香10g，川芎10g，巴戟天15g，烫水蛭10g，盐橘核20g，升麻6g，百合10g，松花粉3g。7剂，水煎服。后电话随诊，疗效满意。

按语：患者阴茎异常勃起疼痛，平时工作压力又大，处于抑郁焦虑状态。故以疏肝理气法为基础处方，又患者胀痛症状，结合舌脉辨出血瘀之候。多梦易醒为心血亏虚之候；纳差乏力为气虚之候；阳痿为多种病机相互作用伤及肾阳而致，故同时从疏肝理气、活血补血、补气利水、散结、壮阳，安神定志多个方面组方。二诊时仍纳眠差，乃湿热扰神所致，加用菖蒲、百合解郁安神，知母、砂仁清热化湿；三诊时已仅有轻微症状存在，守原方稍作加减，祛除病根、固本以防迁延再发。

（4）验案四

患者，男性，42岁。2012年2月16日初诊。

主诉：阴茎异常勃起伴疼痛2年，加重1个月。

病史：患者2年前工作压力大，逐渐出现阴茎异常勃起伴疼痛，晨勃减少，不能正常进行性生活，夫妇感情受到影响。近1个月，奔波劳累，失眠，情绪抑郁，时而容易动怒，两胁时胀痛，眠差多梦，腰酸乏力，下肢发沉，易出汗。吸烟20年，每日约10支。否认高血压、糖尿病、高脂血症。刻下症见：精神萎靡，面色困倦，舌淡苔薄黄，脉弦细，尺脉沉细无力。外生殖器发育正常，睾丸、附睾、输精管、精索未见明显异常，阴毛呈男性分布，血尿常规及肝功能检查均未见明显异常。阴茎彩色多普勒超声：阴茎海绵体回声均匀，结构未见异常声像。西医诊断：阴茎异常勃起。中医诊断：阳强（肾虚肝郁）。应补肾助阳、疏肝通络。处方：淫羊藿15g，仙茅10g，巴戟天15g，山茱萸12g，鹿角胶（烊化）10g，柴胡10g，当归12g，白芍15g，远志6g，蛤蚧9g，丹皮10g。14剂，水煎服。

二诊（2012年3月5日）：述晨勃、性欲增加，房事时阴茎疼痛减轻，成功性生活2次，睡眠改善。上方去远志，加陈皮10g，继服7剂。

三诊（2012年3月12日）：述勃起时疼痛明显减轻，成功性生活5次，妻子满意。嘱原方继服14剂，保持健康生活方式，随访6个月，夫妻性生活自然满意。

按语：患者就诊时，精神萎靡、面色困倦，腰酸乏力、下肢发沉，尺脉沉细无力，为肾阳虚之象，所以方中用二仙汤加减。方中仙茅、淫羊藿、巴戟天配合血肉有情之品鹿角胶，以起温肾阳、补肾精之效。分析患者起病之因，工作压力大加之夫妻感情欠佳，情绪抑郁、两胁胀痛，肝郁之象明显，所以补肾同时柴胡、当归、白芍疏肝解郁，又因患者易怒、失眠，加用丹皮、远志以清热、安神。同时强调夫妻双方互相鼓励，减少肝郁诱因。

（二）阴茎勃起疼痛

阴茎勃起疼痛中医称为房事茎痛，是指多因情志不遂肝郁气滞，或感受风寒，茎络失和/或房事过度，茎络损伤所致同房过程中或同房后发生阴茎疼痛为主的一种病症。房事茎痛之名在中医文献中虽无明确的论述，但有关阴茎疼痛早在《内经》中就有记载。如《灵枢·经筋篇》谓"阴器扭痛"，后来晋葛洪《肘后备急方》提出："阴茎卒痛不可忍""雄黄、矾石各二两，甘草一尺，水五升，取二升"予以治疗。无相对应西医疾病治疗可以参照阴茎纤维性海绵体炎，阴茎的动脉病变等泌尿生殖系统及血管性病变疾病。

1. 病因病机

（1）情志不遂，肝郁气滞：阴茎乃宗筋所会，"肝主筋"，足厥阴肝脉"绕阴器"。若情志不遂，肝郁气滞，则足厥阴经输不利；若此时入房，宗筋用事，因肝脉郁滞而茎络受阻，不通则痛。

（2）风寒侵袭，茎络失和：禀赋体虚，若天气寒冷，入房前洗浴而水温过低，以致寒邪客于肝肾经脉，引起茎络失和，发生阴茎疼痛。

（3）纵欲房劳，茎脉损伤：纵欲房劳，房事不节或频繁手淫，导致肾气亏虚，茎脉损伤而疼。

2. 辨治要点　结合临床表现特点，诊断该病并不难，但要注意筛查阴茎局部组织病变或畸形，如阴茎硬结症、阴茎损伤等。中医认为该病病位在肝肾，寒、虚、郁是其发病特点，瘀滞贯穿始终。

3. 中医治疗

［内治法］

（1）血瘀肝郁

证候：以入房阴茎胀痛为特点，并见情志抑郁，胁肋胀痛，善太息，或急躁易怒。舌淡苔白或舌有瘀点，脉弦。

治法：疏肝解郁，理气止痛。

方药：柴胡疏肝散加减。药用陈皮、柴胡、川芎、香附、枳壳、芍药、甘草、郁金、延胡索。方中柴胡苦辛微寒，归经肝胆，功擅条达肝气而疏郁结。香附苦辛而平，专入肝经，长于疏肝理气，并有良好的止痛作用；川芎味辛气雄、入肝胆经，能行气滞，疏肝开郁，止胁痛。二药相合，共助柴胡以解肝终之郁滞，而增行气痛之效。郁金、延胡索活血行气止痛，陈皮理气行滞而和胃，醋炒以入肝行气；芍药（现临床多用白芍）、甘草养血柔肝，缓急止痛。甘草调和药性。诸药相合，共奏疏肝解郁，行气止痛之功。

加减：若胁肋疼痛较甚者，酌加当归、郁金、乌药等以增强行气活血之力；若肝郁化火，口渴舌红，脉象弦数者，酌加栀子、黄芩、川楝子等以清肝泻火。

中成药：舒肝颗粒。

（2）血瘀寒凝

证候：以入房阴茎冷痛为特点，并见阴部发冷，小腹拘急，或伴阴茎内缩，甚则全身发冷、寒战。苔白而润，脉弦紧。

治法：温经散寒，活血止痛。

方药：柴胡桂枝汤加减。药用桂枝、黄芩、人参、甘草、半夏、芍药、大枣、生姜、柴胡、川芎、当归。方用柴胡透泄少阳之邪从外而散，疏泄气机之郁滞，黄芩助柴胡以清少阳邪热，柴胡升散，得黄芩降泄，则无升阳劫阴之弊；川芎行气活血，当归温经活血，半夏、生姜降逆和胃，人参、大枣扶助正气，俾正气旺盛，则邪无内向之机，可以直从外解。

加减：如见胸中烦而不呕，去半夏、人参，加栝楼根；腹中痛，去黄芩，加芍药；胁下痞硬，去大枣，加牡蛎；心下悸、小便不利，去黄芩，加茯苓；不渴，外有微热，去人参，加肉桂；咳者，去人参、大枣、生姜，加五味子、干姜。妇人热入血室、热伤阴血，加生地黄、丹皮；瘀血内结，少腹满痛，去人参、甘草、大枣，加延胡索、归尾、桃仁；兼寒者，加肉桂；气滞者，加香附，郁金。

中成药：茴香橘核丸。

（3）血瘀肾虚

证候：以入房阴茎隐隐作痛为特点，并见头晕耳鸣，腰膝酸软，体倦无力，甚或早泄、遗精，舌有瘀点或瘀斑，苔薄白，脉沉细无力、尺弱。

治法：补益肝肾。

方药：左归丸加减。药用熟地黄、山药、枸杞子、山茱萸、川牛膝、菟丝子、鹿胶、龟胶、水蛭、延胡索。方中熟地黄甘温，为滋补肾阴之要药。张氏称之"能补五脏之真阴……诸经之阴血虚者，非熟地黄不可……阴虚而神散者，非熟地黄之守不足以聚之；阴虚而火升者，非熟地黄之重不足以降之；阴虚而躁动者，非熟地黄之静不足以镇之；阴虚而刚急者，非熟地黄之甘不足以缓之"（《景岳全书·本草正》）。山茱萸养肝滋肾，涩精敛汗；山药补脾益阴，滋肾固精；枸杞子补肾益精，养肝明目；再加龟鹿二胶血肉有情之品，峻补精髓。其中龟甲胶甘咸而寒，善补肝肾之阴，又能潜阳；鹿角胶甘咸微温，益精补血之中又能温补肾阳，与诸滋补肾阴之品相伍又有"阳中求阴"之效，炒珠服用以缓其滋腻碍胃之弊。佐以菟丝子平补肾之阴阳，固肾涩精，更助诸药补肾固精之功；川牛膝益肾，强腰膝，健筋骨，但其性走泄，故封藏失职而遗精滑泄者宜改用怀牛膝。诸药配伍，益肾滋阴，填精补髓之力颇著，为峻补真阴，纯甘壮水的代表方剂。加用水蛭、延胡索增强活血行气止痛之力。

加减：滑精者，去川牛膝；无火象者，去角甲胶；真阴不足，虚火上资者，去枸杞子、鹿角胶，加女贞子、麦门冬以养阴清热；火烁肺金，干咳少痰者，加百合以润沛止咳；夜热骨蒸者，加地骨皮以清虚热，退骨蒸；小便不利者，加茯苓以利水渗湿；大便燥结者，去菟丝子，加肉苁蓉以润肠通便；气虚者，加人参以补气。

中成药：左归丸。

[外治法]

选穴关元、气海、肾俞、三阴交，针刺用补法，每次20分钟，每日1次，15次为1个疗程，用于肾精亏虚型茎痛。于阳池、大敦穴各灸3壮，每日1次，15次为1个疗程。用于寒凝肝脉型茎痛。

4. 其他疗法

暂无推荐。

5. 预防与调护

（1）适当锻炼，避免风寒；保持心情舒畅，以免郁怒伤肝；节制房事。

（2）注意饮食，避免辛辣、肥甘、饮酒等。

6. 中医专方介绍

暂无。

7. 典型病例与解析

（1）验案一

患者，男性，48岁。2019年11月26日初诊。

主诉：行房时阴茎疼痛2年余，加重1个月。

病史：患者2年前出现行房时阴茎勃起疼痛，近1个月不能同房，受性刺激后亦无勃起反应，晨勃消失，伴有性欲低下，易疲劳，腰膝酸软，会阴小腹部坠胀不适，夜尿3～4次，舌暗苔白，脉沉而涩。既往有高血压病史20余年，血压控制在正常范围内。血清性激素检查：睾酮2.02ng/ml。阴茎彩色多普勒超声：阴茎海绵体回声均匀，结构未见异常声像。西医诊断：痛性勃起。中医诊断：房室茎痛（肾阳虚衰，脉络瘀阻）。治法：温肾壮阳，活血通络。处方：巴戟天20g，淫羊藿20g，仙茅15g，蛇床子

10g，菟丝子10g，韭菜子15g，杜仲20g，枸杞子20g，熟地黄20g，延胡索20g，川牛膝20g，当归20g，王不留行20g，阳起石10g，川楝子10g，蜈蚣2条，水蛭6g。14剂，每日1剂，水煎服，早晚分服。

二诊（2019年12月10日）：患者诉药后性欲增强，遇性刺激时阴茎已有勃起反应，疼痛减轻，会阴小腹部坠胀不适明显减轻。舌淡红，苔白腻。上方加陈皮10g，14剂。

三诊（2019年12月24日）：患者自诉服药后勃起良好，同房2次成功，疼痛明显减轻，腰膝酸软好转。舌质偏暗，苔白厚腻，脉沉。减川楝子，加砂仁6g，14剂，以善其后。

按语：肾为阴茎勃发坚举提供原动力，肾气充足，鼓动有力，则性事活动时阴茎得气血之充盈而能快速勃起。肾气一亏，启动功能不足，阴茎难以勃发，阴络易荣不荣而疼痛。方中巴戟天、淫羊藿、仙茅、阳起石等温肾壮阳、消散阴寒、鼓舞阳事；然阴阳互根互用，阴为阳之基，故用枸杞子、菟丝子、熟地黄滋补肾阴，以阴中求阳；川牛膝、当归、王不留行、延胡索等活血化瘀，通络止痛；蜈蚣、水蛭搜风活血通络力强，直达病所。全方共奏温肾壮阳、活血通络之功，随症加减故能奏效。

（2）验案二

患者，男性，37岁。1997年7月16日初诊。

主诉：行房后阴茎疼痛1周。

病史：患者1周前田间劳动时突遭暴雨，后同房阴茎勃起疼痛，如针刺样，阴茎溢出黄色分泌物，因疼痛而痿软不用，萎软后阴茎无疼痛不适感。如此每次阴茎勃起，均有上述症状，持续约半年余。患者十分痛苦。患者平素体健，纳寐均正常。脉弦滑，苔白而黄腻，舌质红。阴茎彩色多普勒超声：阴茎海绵体回声均匀，结构未见异常声像。西医诊断：痛性勃起。中医诊断：房室茎痛（肝经湿热）。应疏肝理气，清利湿热。处方：龙胆泻肝汤加减。具体药物为：龙胆草10g，生地黄、车前子、栀子、泽泻各10g，当归15g，甘草5g，黄芩10g，贯叶金丝桃20g，地龙6g。服7剂后，阴茎勃起疼痛明显好转，溢出物少许。复诊仍嘱服上药，7付后痊愈，随访未发。

按语：患者因劳作时感受外邪，入里化热，熏蒸肝胆，出现房室茎痛，予黄芩、龙胆草、山栀子清利肝胆湿热，车前子、泽泻渗湿利水，生地黄、当归固阴养阴，贯叶金丝桃清热活血，地龙活血通络，共奏疏肝理气，清利湿热，活血通络之功。

（三）阴茎硬结症伴疼痛

中医认为，本症的发生发展一般与肝、脾、肾三脏的关系最为密切。脾主运化，参与水液代谢。脾虚失运则水液代谢紊乱，水湿潴留于脏腑经络，久则化为痰浊而积滞凝聚。若凝聚在肝脉和宗筋，就会形成本症。肾阳不足，肝肾寒湿同样也是酿成本症的病理机转。气血以畅达为顺，若气血虚损，或屡受损伤，致气滞血瘀，阻于宗筋，也会导致本病的发生，属中医"阴茎结核""玉茎结疽"的范畴。阴茎硬结伴疼痛，痰瘀互结为基本病机。

1. 病因病机

（1）情志内伤：长期郁闷恼怒或忧愁思虑等，使气机郁滞，则肝气失于条达。而津液的正常循行及输布有赖于气的统帅，气机郁滞，则津液易于凝聚成痰。气滞痰凝.结于阴茎而成。

（2）寒湿侵袭：肝肾不足，居处湿冷、冒雨涉水或经常坐卧湿地，寒湿之邪浸渍肌肤，且湿邪困遏，影响脾胃的运化功能；脾不能运又使湿从内生，津液停聚则痰凝生。

（3）脾虚失运：脾主运化，脾虚失运则水湿之邪易于内生。若长期饮食不节，如嗜酒过度、饥饱失宜、过食肥甘生冷等，导致脾胃运化传导失职；或劳倦内伤、久病缠绵、思虑过度等皆可导致脾胃虚弱，失于健运，湿浊凝聚成痰，痰阻气机，痰气搏结而发生本病。

（4）瘀血阻络：外伤瘀血，或气郁日久，痰血阻滞；或因久病，气血运行不畅，脉络不通，瘀血与痰、气搏结而为病。

2. 辨治要点

（1）基本病机：痰瘀互结是其基本病机。临床辨治应以活血化瘀、祛痰散结作为基本治疗原则。

（2）明确分型：根据患者阴茎硬结表现、阴茎弯曲程度、阴茎疼痛程度以及性生活情况进行评估，明确分型，然后分型治疗。

（3）综合治疗：该病非手术治疗药物和方法较多，但有些药物和方法作用机制仍不明确，治疗效果仍有争议，且每种药物和方法都有其局限性。因此，临床治疗要重视综合治疗，可以采用多种药物联合治疗，或者药物、区域注射、低能量体外冲击波等多种治疗方法联合治疗。

3. 中医治疗

[分型内治法]

（1）脾肾亏虚，痰瘀凝聚证

证候：阴茎硬结，按之如软骨，勃起时隐痛，浑身乏力，腰膝酸软，或有性欲减退，甚则阳痿，或大便溏薄，口中发黏，舌苔薄腻，脉濡细。

治法：健脾化痰，活血通络。

方药：二陈汤和四君子汤加减。药用半夏、橘红、人参、白术、茯苓、甘草、当归、红花。方中半夏辛温而燥之性，燥湿化痰，降逆和胃。其用有三：一者辛燥湿蠲湿痰，二者降逆以止呕恶，三者散结以消痞满。正如《本草从新》所云："体滑性燥，能走能散。和胃健脾，除湿化痰，发表开郁，下逆气，止烦呕……为治湿痰之主药。"痰之生，因水湿之不运；液之聚，因气机之不顺，遂臣以橘红，辛苦而温，《本草纲目》言之"苦能泄能燥，辛能散，温能和"，并善理气健脾，使气顺痰消，脾运得健，痰湿得除。与半夏相配，共祛湿痰、调畅气机，使胃气得和，清阳得升，眩悸得止。当归、红花活血养血，人参甘温，《神农本草经》谓之"主补五藏"，尤擅大补元气，而且主入脾经，以大补脾胃之虚；白术甘温而兼苦燥之性，甘温补气，苦燥健脾，与脾喜燥恶湿，以健运为本之性相合，故有"安脾胃之神品"以及"脾脏补气第一要药"之誉，与人参相协，益气补脾之力益著；茯苓甘淡，健脾渗湿，"去湿则逐水燥脾，补中健胃"（《景岳全书》），与白术相伍，前者补中健脾，守而不走，后者渗湿助运，走而不守，二者相辅相成，健脾助运之功益彰；炙甘草甘温益气，合人参、白术可加强益气补中之力。又能调和方中诸药。

加减：呕吐者，加半夏、陈皮等以降逆止呕；胸膈痞满者，加枳壳、陈皮等以行气宽胸；畏寒腹痛者，加姜、附子等以温中散寒；心悸失眠者，加枣仁以宁心安神。

中成药：二陈丸。

（2）肝肾阴虚，痰瘀凝聚证

证候：阴茎背侧有痰核，硬结表面微红，勃起时刺痛，腰膝酸软，头晕，耳鸣，潮热盗汗。舌红，苔黄腻，脉细数。

治法：滋阴清热，化痰散瘀。

方药：知柏地黄汤加减。药用黄柏、知母、生地黄、龟甲、鳖甲、牡蛎、牛膝、山茱萸、赤芍、秦艽、延胡索。方中重用熟地黄大补真阴。辅以山茱萸补肾养肝；山药滋肾补脾；黄柏苦寒，泻相火以坚真阴；知母苦寒上清热润肺，下滋润肾阴，与熟地黄相合，大补肾阴，增加培本之力。佐以泽泻泻肾降浊；丹皮清散肝火；茯苓健脾渗湿，补泻并用，培本清源。诸药相合，共奏滋阴降火之功。

加减：若虚火明显者，加玄参、地骨皮等以加强清热降火之功；兼脾虚气滞者，加白术、砂仁、陈皮等以健脾和胃。

中成药：知柏地黄丸。

（3）瘀血阻络证

证候：多有轻微外伤史，阴茎硬结伴有刺痛，勃起时疼痛明显，严重时阴茎背侧静脉怒张或色显青紫，小腹坠胀，舌有瘀点，脉沉弦或弦。

治法：化瘀通络。

方药：复元活血汤加减。方中重用酒制大黄荡涤留瘀败血，引瘀血下行；柴胡疏肝理气，气行则血行，兼引诸药直达病所。两药合用，一升一降，以攻散胁下瘀滞。当归、桃仁、红花活血祛瘀，消肿止痛。穿山甲破瘀通络；瓜蒌根即天花粉，既能入血分消扑损瘀血而续绝伤，又能合当归清郁热而润血燥，正合血气郁久化热化燥之治。甘草缓急止痛，调和诸药，方中大黄酒制，并加酒煎药，均为借酒行散之功以增强活血通络之力。

加减：若气滞较甚者，酌加木香、香附、青皮、枳壳、郁金以助行气止痛之力；血瘀较重者，可加三七粉，或酌加乳香、没药等以增强化瘀止痛之效。

中成药：血府逐瘀胶囊。

［外治法］

（1）药物外治

1）活血化瘀消炎膏。黄连、乳香、没药、冰片、樟脑、姜黄、樟丹、黄柏、绿豆等适量，共为细末，用凡士林调成膏状。药膏敷于患处，用纱布包裹，每日换药1次。治疗期间节制性生活。

2）小号痰核膏半张，贴于硬结处，5天换1次。适用于痰浊凝聚之阴茎硬结症。落得打30g，煎汤浸洗阴茎，每日1～2次，每次10～20分钟。

用食醋磨紫金锭或万应锭涂搽患处，每日2～3次。红灵丹或藤黄粉敷于硬结处，用胶布盖贴，隔日一换。

3）阳和解凝膏剪成小块贴患处。当归尾12g，小茴香8g，红花9g，白芷6g，桂皮

10g，伸筋草15g。煎水熏洗患处。

4）当归、地龙、草乌、五灵脂、乳香、没药、白芥子各15g，木鳖子（炒黄后研粉）5g。水煎取液约300ml，用药布浸吸，缠渍阴茎，每日早晚各半小时。治疗月余后可见效。

5）草乌、煨大黄、煨姜各10g，煨南星、赤芍、白芷各3g，肉桂1g。共为细末，热酒调敷。用于治疗寒痰凝滞型的阴茎痰核。

（2）针灸治疗：取曲骨、中极、三阴交为主穴，配以关元、大陵、鱼际，手法以泻为主。或辨证配穴，如选用肝经的太冲、曲泉穴，肾经的水泉、照海穴，脾经的太白、商丘穴等。留针10～30分钟，若属寒证可用灸法。

4．其他疗法

暂无推荐。

5．预防与调护

（1）减少不良性刺激，性交时不可用力过猛，以防阴茎海绵体损伤。

（2）忌酒、辛辣刺激性食物。

（3）患病后正确对待病情，耐心治疗，以免背负思想包袱，诱发性功能障碍。

6．中医专方介绍

（1）丹参散结汤：紫丹参、黑玄参各12g，白芥子、全当归、怀山药、丝瓜络、橘核、生地黄、熟地黄、莪术各10g，肉桂6g，金银花30g，鸡血藤20g。若患者年事已高，排尿不畅，或年轻腰酸痛明显并伴有早泄、阳痿者可加续断、桑寄生、山茱萸、狗脊、淫羊藿等。若少腹胀满，尿意不尽者，加乌药、木通、琥珀；若便溏畏寒，舌胖大，边有齿痕者，加白术、茯苓；阴茎硬结疼痛明显者，加延胡索、川楝子；体质较好而硬结日久不消，舌暗红，有瘀点、瘀斑者，加三棱、夏枯草、桃仁、红花、水红花子。在汤药停服期间，可配合服用丸药。若肾虚明显者宜服金匮肾气丸或六味地黄丸；瘀血明显，体质较好者，予活血消炎丸、大黄䗪虫丸；寒象明显者，予阳和丸、回阳通络丸。并结合外治法进行治疗。如寒象明显者，外用阳和解凝膏；血瘀明显者，外用紫色消肿膏；硬结渐大，日久不消者，外用黑布药膏或消化膏。治疗阴茎硬结症90例，结果：痊愈15例，占16.7%；显效34例，占37.8%；好转13例，占14.4%；无效9例，占10%；另有19例疗效不详，占22.1%。总有效率为68.9%。所有病例治疗时间均未超过4个月。

（2）化瘀散结汤：黄芪15g，丹参、山茱萸、桑椹各12g，当归、牛膝、赤芍、柴胡、香附各10g，乳香、没药、莪术、荔枝核、茯苓、川芎、橘核、枳实各9g，甘草3g。每日1剂，水煎服。用药渣每晚睡前熏洗阴茎。10剂为1个疗程，疗程间隔1周。治疗23例，结果治愈19例，有效4例。

7. 典型病例与解析

（1）验案一

患者，男性，19岁。2008年8月12日初诊。

主诉：阴茎硬结伴疼痛半年余。

病史：患者半年前无明显诱因自觉阴茎隐痛，表面可触及结节，勃起时更甚。舌暗苔薄白，脉弦滑。查体：双侧睾丸、附睾正常，无结节，无触痛，无精索静脉曲张。前列腺液未见异常。西医诊断：阴茎硬结症。中医诊断：阴茎痰核（气滞血瘀）。应行气活血止痛。处方：柴胡10g，当归10g，白芍12g，萆薢15g，川芎15g，白芷10g，川牛膝10g，红花10g，橘核10g，王不留行15g，枳壳10g，乌药10g，茯苓15g。14剂，水煎服，每日1剂。

二诊（2008年8月27日）：药后症状消失，舌暗苔薄白，脉细。处方：柴胡10g，白芍12g，枳壳10g，合欢花10g，珍珠母30g（先煎），川芎15g，橘核10g，乌药10g，红花10g，山茱萸10g，怀牛膝10g，茯苓15g。7剂，水煎服，每日1剂。

按语：患者阴茎勃起疼痛，据其舌暗苔白、脉象弦滑知其是气滞血瘀，阳气不得布散之故。以疏肝理气活血为法，不囿于西医"炎"的束缚，故临床收以捷效。若以"炎"字当头，施以清热解毒利尿通淋之剂，则永无愈期。

（2）验案二

患者，男性，35岁。2007年10月24日初诊。

主诉：阴茎硬结伴疼痛4年余。

患者家境不好，30岁未婚，心情郁闷，常喝闷酒。4年前婚后不久，发现阴茎出现硬结块状物，不能正常完成性生活。经多家医院检查，发现阴茎硬结。采取中医、西医多方治疗半年，疗效不显，遂前来就诊。刻诊：情绪不良，忧心忡忡，体胖痰多，阴茎背侧可触其条索状硬结，有轻微触痛感，皮色正常，温度如常，性生活受阻，勃起时有疼痛感，舌淡苔薄白，脉弦滑。西医诊断：阴茎硬结症。中医诊断：阴茎痰核（脾气不舒，痰浊凝结）。应双补脾肾，化痰去浊。处方：山楂20g，当归15g，郁金10g，补骨脂10g，夏枯草15g，茯苓10g，水蛭6g，甘草3g。14剂，水煎服，每日1剂，饭后温服。

二诊（2007年11月10日）：患者服药后阴茎硬结明显减轻，性生活时阴茎硬结不再明显，伴有阴囊汗出，原方加黄柏10g。3周后，诸症悉除，巩固治疗1周后停药。嘱其调畅情志，禁食烟、酒，随访半年，未见复发。

按语：本例阴茎硬结源自患者情绪不良，不节制饮酒，肝气郁结，阻碍脾胃，运化失调，痰浊内生，瘀阻脉络而致。山楂具有健脾开胃，活血化瘀等功效，《日用本草》中有"化食积，行结气，健胃宽膈，消血痞气块"记载。现代药理研究证实，山楂能防治心血管疾病，具有扩张血管、强心、增加冠脉血流量、改善心脏活力、软化血管等作用，可防治动脉硬化。当归补血和血，润肠通便。加上郁金、夏枯草、水蛭等共奏疏肝理气，活血散瘀功效。二诊时阴囊汗出，加黄柏清下焦湿热。

（3）验案三

患者，男性，45岁。2002年5月10日初诊。

主诉：阴茎勃起疼痛伴结节6个月。

病史：患者自诉半年来逐渐出现阴茎勃起疼痛，伴小结节，性欲下降，急躁抑郁，多梦盗汗，腰酸怕冷，纳食、尿便正常，舌暗红、苔薄白，脉细弦。既往有轻度脂肪肝，无高血压及糖尿病史。平素工作紧张，生活不规律，每天吸烟20支，经常饮酒，夫妻感情良好。西医诊断：阴茎硬结症。中医诊断：阴茎痰核（肝郁肾虚，痰浊凝聚）。应疏肝补肾，化痰解凝。处方：柴胡10g，赤芍、白芍各12g，当归10g，淫羊藿15g，熟地黄12g，山茱萸10g，郁金10g，蜈蚣2条，生龙骨30g（先煎），怀牛膝15g。14剂，水煎服，每日1剂。嘱患者生活规律，戒酒烟，增强运动，保证睡眠时间。

二诊（2002年5月25日）：患者夜梦汗出减轻，性欲及晨勃好转，仍勃起疼痛，原方加巴戟天15g，鹿角胶10g（烊化）。7剂，水煎服，每日1剂。

三诊（2002年6月4日）：患者勃起疼痛及腰酸明显好转。继服20余剂，诸症缓解，性生活基本正常。

按语：本案患者正值中年，承受工作、社会和家庭等方面的压力较大，长期精神紧张，生活不规律，以及烟酒过度等，导致肝气郁滞，失于疏泄，肝血不能充养宗筋，肾阳不兴，痰浊凝聚。方以柴胡、郁金疏肝理气；芍药、当归养血柔肝；蜈蚣疏肝通络，畅行宗筋；熟地黄、山茱萸、鹿角胶补肾填精；淫羊藿、巴戟天温肾壮阳；生龙骨平肝养心安神；怀牛膝"治阳痿，补肾填精，逐恶血流结"（《药性论》），又"能引诸药下行"（《本草衍义补遗》）。诸药合用，使肝之疏泄功能正常，则气血调和，肾阳得温，宗筋充养有度，故病症得愈。

（4）验案四

患者，男性，31岁。2012年3月26日就诊。

主诉：阴茎硬结疼痛半年余。

病史：半年前曾在北京某医院诊断为阴茎硬结症，给予抗生素及微波治疗4周，后又间断服用多种中成药，仍效不显。现症见阴茎疼痛不适，阴囊潮湿，伴腰膝酸软，舌质暗红、苔白根腻，脉细滑。尿常规：（－）。西医诊断：阴茎硬结症。中医诊断：阴茎痰核（肝肾阴虚，痰浊凝聚）。治以利湿通淋、理气活血、调肝益肾。处方：黄柏10g，生地黄12g，生黄芪20g，白芷10g，车前子、王不留行、川牛膝、萹蓄各15g，川楝子10g，苍术10g，生甘草6g。7剂，水煎服，每日1剂。嘱患者忌酒及辛辣食物，少坐多动，保持正常性生活。

二诊（2012年4月5日）：阴茎疼痛减轻，余症未减，原方减黄柏，加虎杖15g，川芎15g，继服14剂。

三诊（2012年4月20日）：阴茎疼痛明显减轻，仍腰酸，舌暗红、苔白而润，脉滑。下焦湿热已去，仍滋阴补肾，行气活血。生地黄12g，山茱萸10g，生黄芪20g，白芷10g，川牛膝15g，川楝子10g，川芎15g，制乳香、制没药各6g，虎杖15g，龟甲10g，芡实10g，生甘草6g。继服14剂后余症消失。

按语：本案患者病程较长，湿热黏腻，阻滞精窍，气血瘀阻，耗伤肾阴。故阴茎勃起疼痛，腰酸，舌暗，苔腻，脉滑。一诊方中黄柏、生地黄滋阴补肾，清泄相火；生黄芪、白芷益气解毒，消肿止痛；苍术、车前子、萹蓄清利湿热；川楝子疏肝理气止痛；王不留行活血利湿通窍；川牛膝补益肝肾，活血祛瘀，引药下行；生甘草清热解毒，调和诸药。二诊方将黄柏改为虎杖，重在加强清热利湿的作用，并配川芎活血止痛。三诊方生地黄、山茱萸、龟甲滋阴补肾；芡实益肾固精；生黄芪、白芷益气解毒消肿；川楝子疏肝理气，川芎、乳香、没药活血祛瘀，虎杖清热利湿活血，诸药配伍以增强止痛作用；川牛膝补肾活血，引药下行；生甘草调和诸药。本案方证相合，标本兼顾，故能取效。

（代恒恒　王　彬　李海松）

参考文献

［1］白文俊，王晓峰. 现代男科学临床聚焦［M］. 北京：科学出版社，2017.

［2］贾金铭. 中国中西医结合男科学［M］. 北京：中国医药科技出版社，2005.

［3］李宏军. 男科诊疗常规［M］. 北京：中国医药科技出版社，2016.

［4］李曰庆，李海松. 新编实用中医男科学［M］. 北京：人民卫生出版社，2018.

［5］刘保兴，柯明辉，李兰群，等. 与睡眠相关的痛性勃起3例报告并文献复习［J］. 临床泌尿外科杂志，2011，26（9）：713-714.

［6］牟林茂. 阴茎持续性勃起治验［J］. 北京中医，1994（5）：55-56.

［7］饶可，杜广辉，杨为民. 夜间阴茎勃起监测在勃起功能障碍诊治中的进展［J］. 中华男科学，2004，10（2）：142-144，146.

［8］王琦. 王琦男科学［M］. 郑州：河南科学技术出版社，2007.

［9］王玉章，吴信受. 中医治疗玉茎结疽90例［J］. 中医杂志，1985（5）：38-39.

［10］魏得忠，崔树兴. 化瘀散结汤治疗阴茎硬结症23例［J］. 河北中医，1994（5）：43

［11］徐福松. 徐福松实用中医男科学［M］. 北京：中国中医药出版社，2009.

［12］张俊庭. 中医诊疗特技精典［M］. 北京：中医古籍出版社，1994.

［13］ABOUDA M，JOMNI T，YANGUI F，et al. Sleep-related painful erections in a patient with obstructive sleep apnea syndrome［J］. Arch Sex Behav，2016，45（1）：241-245.

［14］CHINER E，SANCHO-CHUST JN，LLOMBART M，et al. Sleep-related painful erection in a 50-year-old man successfully treated with cinitapride［J］. J Sex Med，2010，7（11）：3789-3792.

［15］FERINI-STRAMBI L，OLDANI A，ZUCCONI M，et al. Sleep-related painful erections：clinical and polysomnographic features［J］. J Sleep Res，1996，5（3）：195-197.

［16］FERRÉ A，VILA J，JURADO MJ，et al. Sleep-related painful erections associated with obstructive sleep apnea syndrome［J］. Arch Sex Behav，2012，41（4）：1059-1063.

［17］HU HB，CHENG YL，GUAN X，et al. Diagnosis and management of sleep-related painful erections：A report of 9 cases［J］. Zhonghua Nan Ke Xue，2016，22（4）：330-334.

［18］KARSENTY G，WERTH E，KNAPP PA，et al. Sleep-related painful erections［J］. Nat Clin Pract Urol，2005，2（5）：256-260；quiz 261.

［19］MELLADO M. A case of sleep-related painful erections with chronic daytime genital discomfort［J］. Urologia，2015，82（3）：184-186.

［20］MONTORSI F，OETTEL M. Testosterone and sleep-related erections：an overview［J］. J Sex Med，2005，2（6）：771-784.

［21］SCHMIDT MH，SCHMIDT HS. Sleep-related erections：neural mechanisms and clinical significance［J］. Curr Neurol Neurosci Rep，2004，4（2）：170-178.

［22］STEIGER A，BENKERT O. Examination and treatment of sleep-related painful erections—a case report [J]. Arch Sex Behav, 1989, 18 (3): 263-267.

[23] SZÜCS A, JANSZKY J, BARSI P, et al. Sleep-related painful erection is associated with neurovascular compression of basal forebrain [J]. J Neurol, 2002, 249 (4): 486-487.

[24] VREUGDENHIL S, WEIDENAAR AC, DE JONG IJ, et al. Sleep-related painful erections: a case series of 24 patients regarding diagnostics and treatment options [J]. Sex Med, 2017, 5 (4): e237-237, e243.

[25] ZHANG J, XIAO Y, LI H. Sleep-related painful erection in a patient with obstructive sleep apnea syndrome [J]. Int J Impot Res, 2019, 31 (2): 150-151.

第四章

非那雄胺后综合征

医生永远是在药物的治病作用和副作用之间为患者做选择，总是期望获得最好的疗效并尽量规避不良反应。但有极少部分患者，在使用5α还原酶抑制剂（5α reductase inhibitors，5ARIs）（非那雄胺或度他雄胺）的过程中会出现一系列不良反应，甚至在停用后仍然会持续存在。目前使用5ARIs后已经明确的相关不良反应包括各种类型的性功能障碍、心理疾病（焦虑、抑郁等），以及皮肤和代谢方面的躯体和生物学改变。近年来，关于非那雄胺使用者可能产生的不良反应的持续争议引起了患者、潜在使用者、制药企业和临床医生的广泛关注。

第一节　非那雄胺后综合征的现代认知

一、概述

（一）定义

非那雄胺后综合征（PFS）是指在服用非那雄胺或度他雄胺过程中出现的性、心理和生物躯体不良反应的集合，且不良反应在停药后持续存在（至少3个月内），甚至不断被强化。采用5ARIs治疗BPH或男性雄激素性脱发（androgenic alopecia，AGA）的患者都报告过这种药物的不良反应。这些不良反应均由患者的自我报告总结而成，过去没有任何研究直接证明应用非那雄胺会直接导致这些不良反应。

（二）研究历史

非那雄胺是一种5α还原酶抑制剂类药物，通常用于治疗良性前列腺增生引发的LUTS、AGA或雄性脱发（male pattern hair loss，MPHL）。5α还原酶是一种存在于前列腺组织、精囊和大脑中的酶。作为5α还原酶的2型异构体抑制剂，非那雄胺可以将睾酮转化为5α双氢睾酮（5α-dihydrotestosterone，5α-DHT）。DHT水平随着非那雄胺的使用而降低，可影响与前列腺和毛囊相关的雄激素敏感组织。在以往的临床工作中，采用非那雄胺或度他雄胺治疗BPH和MPHL这两种疾病都是有效的，并且患者的耐受性良好。然而，最近报道中关于服用非那雄胺后产生的性、心理和身体不良反应大量出现，甚至在5ARIs中断后这些情况依然不会有好转，引发了对该方面问题的进一步研究。此外，有关PFS真实性的可用数据有限，且相对不确定。因此，这方面的研究内容还比较缺乏，PFS尚未被医学界正式认定为真正的疾病。

1992年，非那雄胺获得美国食品药品监督管理局（food and drug administration，FDA）的批准，用于治疗BPH（剂量为5mg/d）；随后于1997年获得批准，用于治疗AGA（剂量为1mg/d）。PFS症状的报告在2012年前并不常见，直到FDA宣布对Propecia©（非那雄胺1mg）和Proscar©（非那雄胺5mg）的药品说明书进行更改，将性欲低下、射精障碍和性高潮障碍等形式的持续性性功能障碍作为可能的持续性不良反应，相关报道才陆续出现。同年，非那雄胺后综合征基金会成立，这是一个非营利组织，主要任务是促进非那雄胺后综合征特征、机制和治疗的研究。此外，该基金会还旨在提高公众对这种药物相关不良反应的认识。2011—2014年，对于PFS及其症状的扩大报道，导致该药物上市后数据库中报告的不良事件数量增加了近4倍。

以往对非那雄胺后综合征的研究和认知的建立，是根据现有非那雄胺使用者的临床证据和相关文章数据，包括上市后的报告、有针对性的病例系列和对选定患者群体的不一致性调查等。由于病例数量有限，一些研究的质量也比较低下，人们对该疾病的认知存在很大的局限性。自2012年以来，填补知识空白的一些尝试性研究出现，但不能提供关于PFS存在的确切结论，大多侧重于特定不良反应的报道，多是发现了某些不同程度的药物与不良反应的统计关联。虽然PFS在美国NIH遗传和罕见疾病数据库中被认为是一种可能的5ARIs不良事件，但由于存在很大的不确定性，NIH仍然没有将它视为一种真正的疾病。考虑到上述诸多因素，本节的主要目的是简要概述PFS目前的前沿知识，帮助理解和揭开这一罕见"疾病"的神秘面纱。作为医者，必须优先考虑针对PFS已知内容对患者做出恰当的知识普及和用药指导，而对于未知信息，则应该根据医学基本理念和原则给予科学解读，以便于更好地帮助患者做出与其医疗康复相关的明智决策。

（三）非那雄胺的临床应用

1. 非那雄胺治疗BPH

5ARIs被批准用于治疗有症状的BPH。BPH是一种与年龄相关的前列腺腺体肿大，常见于50岁以上的男性，通常会导致下尿路症状，如尿急、尿频、尿线无力、夜尿增多和排尿困难。5ARIs可以抑制睾酮向其还原形式DHT转化，有效控制血清5α-DHT水平，减少对腺体组织增殖的作用，药物治疗一段时间后可以缩小前列腺体积，减轻膀胱出口梗阻。非那雄胺可以持续改善国际前列腺症状评分（international prostate symptom score，IPSS），降低腺体较大男性前列腺增生进展的风险，与α受体阻滞剂联合使用时会取得更好的临床收益。尽管有发生不良反应（如性功能障碍、男性乳腺发育等）的风险，非那雄胺和度他雄胺仍然是目前减少前列腺体积、控制前列腺增生症状和防止前列腺增生进展常见且有效的治疗方法。

2. 非那雄胺治疗雄激素性脱发

5ARIs是皮肤科广泛使用的药物，用于治疗雄激素依赖性毛发疾病，如雄激素性脱发或男性型脱发。如上所述，毛囊中的5α还原酶将睾酮转化为5α-DHT，已发现5α-DHT会损害头皮毛发生长所需营养素的吸收。因此，对DHT更敏感的男性是MPHL的最大受害者。非那雄胺和度他雄胺具有降低DHT水平的作用，可有效地降低头皮和血清5α-DHT水平，减轻AGA患者的脱发。

虽然非那雄胺治疗BPH的剂量建议为5mg，但治疗脱发的最佳剂量为1mg，1mg和5mg之间的药物剂量在治疗脱发的疗效方面没有显著差异。此外，AGA患者可能比BPH患者更早开始服用非那雄胺，因为前列腺增大的症状通常仅在中老年男性中出现，而男性秃顶可能在成年早期就开始，越是年轻，患者治疗秃顶的意愿越强烈。

有证据表明，每天使用非那雄胺治疗脱发确实会增加头发数量，同时也会升高男性罹患性功能障碍的风险。用于治疗AGA的非那雄胺耐受性良好，长期使用是安全的。然而，关于持续不良事件的资料有限且数据充满争议，一直在造成相关患者的服药犹豫，甚至影响用药依从性。

二、临床流行病学研究

（一）发病率

由于对PFS本身的真实性存在争议，并且缺乏对非那雄胺与所报告的不良反应相关性的直接调查结果，PFS的流行病学尚不清楚。尽管存在一些临床和实验结果报道，但关于这种疾病的发病率和患病率的不确定性是学界的共识。据估计，全球至少有1000名男性出现了PFS的症状。该数据是通过量化论坛（www.propeciahelp.com）上注册用户的数量得出的。既往报道PFS的系统综述汇总于表4-1。

有学者认为，女性中也存在PFS，但目前的关注度更少。非那雄胺仅在男性受试者中获得FDA批准用于治疗脱发。虽然与男性患者相比，女性中非那雄胺的使用并不常见，但在女性脱发（female pattern hair loss，FPHL）和女性多毛症等高雄激素血症症状的治疗中，非那雄胺的使用逐渐增加。这种药物在女性FPHL患者中取得一些成功，但最大疗效的推荐剂量仍有争议，需要进一步研究。尽管女性患者通常耐受性良好，但值得注意的是，由于可能存在的致畸性，非那雄胺不推荐用于孕妇，并且强烈鼓励育龄、有生育意愿的女性使用其他安全可靠的方法治疗脱发。很少有研究专门调查女性非那雄胺后综合征，但学界一直认为可能存在潜在的风险和影响。据报道，使用非那雄胺治疗脱发的女性在治疗期间可出现不良反应，包括头痛、月经不规律和性欲下降，停药后不良反应消失。根据PFS的定义，症状需要在停药后持续性存在，所以目前认为PFS仅存在于男性中。

表4-1　与PFS研究相关的文献

作者	期刊	文献标题	作者结论
Zakhem GA, et al，2022	*Transl Androl Urol*	度他雄胺和非那雄胺对BPH患者的疗效和安全性：系统回顾和荟萃分析	对于BPH患者，度他雄胺的药效比非那雄胺更显著，同时两者的不良反应基本一致
Pompili M，et al，2021	*J Clin Psychopharmacol*	与非那雄胺治疗有关的抑郁症风险	非那雄胺与不良心理反应方面的影响有关，停止非那雄胺治疗后，会和性功能障碍持续存在
Herz-Ruelas ME，et al，2020	*Skin Appendage Disord*	皮下注射和口服度他雄胺治疗雄激素性脱发的疗效：系统回顾	皮下注射度他雄胺安全有效，有望代替口服
Zhou Z，et al，2020	*Exp Ther Med*	与非那雄胺相比，度他雄胺治疗BPH的有效性和安全性：随机对照试验的Meta分析	与非那雄胺相比，度他雄胺治疗BPH更加有效。两者不良反应基本一致，主要集中在性功能方面
Zakhem GA，et al，2019	*J Am Acad Dermatol*	皮肤病治疗药物服用后男性的性功能障碍：一项系统综述	这篇综述可以作为决定治疗药物时不良反应的参考，并帮助确定患者筛查性功能障碍的指南
Zhou Z，et al，2019	*Clin Interv Aging*	与非那雄胺相比，度他雄胺治疗男性雄激素性脱发症的疗效和安全性：系统回顾和荟萃分析	在治疗AGA方面，度他雄胺似乎比非那雄胺有更好的疗效。这2种药物显示出相似的不良反应发生率，尤其是在性功能障碍方面

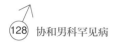

续　表

作者	期刊	文献标题	作者结论
Lee S，et al，2019	*Acta Derm Venereol*	使用非那雄胺或度他雄胺治疗AGA的不良性影响：系统回顾和荟萃分析	使用5ARIs造成性功能障碍的风险是未使用5ARIs患者的5倍（95%CI 1.19～2.08）。非那雄胺和度他雄胺的相对危险度分别为1.66（95%CI 1.20～2.30）和1.37（95%CI 0.81～2.32）。这两种药物都与不良反应风险增加有关，尽管度他雄胺的不良反应风险增加在统计学上并不显著
Shin YS，et al，2019	*World J Men's Health*	非那雄胺与BPH或AGA患者的ED	尚没有足够的证据证明非那雄胺与ED之间的因果关系，多数研究表明AGA患者使用非那雄胺与ED无关，但发现非那雄胺治疗BPH与ED相关。另外，一些研究报告了非那雄胺与性功能障碍相关的不良反应，包括ED、男性不育、射精问题和性欲丧失，甚至在AGA患者中也是如此
Healy D，et al，2018	*Int J Risk Saf Med*	使用抗抑郁药、5ARIs和异维A酸治疗后的持久性功能障碍：300例	本文的数据让我们关注到了一种或多种可能引发法律纠纷的综合征，包括药物引发的一系列性功能障碍
Lee SW，et al，2018	*J Drugs Dermatol*	对外用非那雄胺治疗男性和女性雄性激素性脱发的系统回顾	虽然局部非那雄胺使用的证据尚不足，但是安全和有前景的
Robert B，et al，2018	*Urology*	对5ARIs的FAERS数据的回顾：对PFS的影响	FAERS数据表明，非那雄胺的暴露可发生一系列不同症状，且与药物的剂量和患者年龄有关，与服用非那雄胺5mg的老年男子相比，服用非那雄胺1mg剂量的年轻男子更容易发生性功能方面的问题
Adil A，et al，2017	*Dermatol Ther（Heidelb）*	AGA的治疗效果：系统回顾和荟萃分析	皮肤科医生对非那雄胺的使用很有信心。即使缺乏相同疗效的替代品，且明知非那雄胺会产生某些不良反应，特别是在性方面，也不会对皮肤科医生开具非那雄胺的决定产生重大影响。从总体上看，医生的信心有助于该药物的长期使用，可以一直坚持到生发治疗满意，患者完全康复
Corona G，et al，2017	*Andrology*	用5ARIs治疗BPH的性功能障碍：全面的回顾和荟萃分析	没有关于不良事件的评估报告

作者	期刊	文献标题	作者结论
Fertig RM，et al.，2017	*Der-matol Online J*	非那雄胺和度他雄胺的性功能不良反应：全面的回顾	目前的数据显示，5ARIs的使用显著提高了BPH患者发生ED和性欲减退的风险。在开具5ARIs前，应充分告知患者
Hirshburg JM，et al，2017	*J Clin Aesthet Dermatol*	5ARIs（非那雄胺，度他雄胺）的不良反应和安全性：系统的回顾	高质量的研究没有报告使用5ARIs后持续的性和精神方面的不良反应，确实需要前瞻性研究来确定问题的真实发生率和频率
Jun JEJ，et al，2017	*Can J Hosp Pharm*	5ARIs治疗BPH：系统回顾和荟萃分析	目前，虽然多数证据表明5ARIs的使用与抑郁症没有直接联系；然而，由于一些小样本研究报道的结果，已经将抑郁症列为非那雄胺的明确不良反应。另据报道，多达3.4%～15.8%的男性会出现性功能不良反应，包括ED、性欲下降和射精障碍
Liu L，et al，2016	*J Sex Med*	5ARIs对性功能的影响：随机对照试验的系统回顾和荟萃分析	没有关于使用非那雄胺不良事件的评估报告
Belknap SM，et al，2015	*JAMA Dermatol*	非那雄胺治疗雄激素性脱发的临床试验中的不良事件报告：荟萃分析	来自随机对照试验的证据表明，与安慰剂相比，5ARIs与BPH患者的性功能不良反应增加有关。然而，在患有AGA的男性中，这种关联在统计学上并不显著
Mella JM，et al，2010	*Arch Dermatol*	非那雄胺治疗AGA的有效性和安全性：系统回顾	对AGA男性患者进行临床试验，可获得的毒性信息非常有限，质量较差，且似乎存在系统性偏见。在一群服用非那雄胺常规治疗AGA的男性中，却发现了不良反应发生率升高的风险。已报道的临床试验未能确定非那雄胺治疗AGA的安全性
Hagberg KW，et al，2016	*BMJ*	与使用5ARIs治疗BPH或脱发症有关的ED风险	中等质量的证据表明，每天服用非那雄胺可增加头发数量，改善患者和研究人员对头发情况的评估，同时升高性功能障碍的风险
Edwards JE，Moore RE，2002	*BMC Urol*	非那雄胺用于治疗临床BPH：随机试验的系统回顾	无论使用适应证如何，5ARIs似乎不具备显著升高ED的风险。BPH病程越长，ED的风险越高

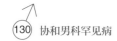

续 表

作者	期刊	文献标题	作者结论
Park T and Choi JY, 2014	*World J Urol*	度他雄胺治疗有症状的 BPH的疗效和安全性：系统回顾和荟萃分析	肾上腺素能受体阻滞剂（ABs）和 5ARIs均与发生ED的风险相关，且均明显高于安慰剂组的ED风险。随着时间的推移，ABs越有效，ED的发病率越高。非那雄胺导致ED的风险与度他雄胺相同。与ABs或5ARIs单独治疗相比，ABs和5ARIs联合治疗导致ED的风险升高3倍。这些数据可用于药物选择和患者咨询
Gacci M, et al, 2014	*J Sex Med*	BPH引起的男性LUTS的药物治疗对射精功能的影响：系统回顾和荟萃分析	关于使用非那雄胺后不良反应的研究，没有给出具体结论

（二）危险因素

目前还没有明确导致PFS发生的特定危险因素。在考虑使用非那雄胺前，应注意既往已经存在的性功能障碍或心理健康问题。在开始服用非那雄胺前，应考虑并与患者讨论所有可能的风险因素。

研究表明，在有上述性功能障碍或心理健康问题病史的非那雄胺使用者中出现心理健康问题的风险将会显著升高。值得注意的是，AGA患者人群中本身人格障碍就比普通人群更常见。与无障碍患者相比，AGA患者因脱发而感到的痛苦程度增加，并且可能有更大的风险出现非那雄胺不良反应。由于性别焦虑症患者焦虑、抑郁和自杀意念的发生率显著较高，建议对男性到女性的跨性别患者谨慎使用非那雄胺治疗。

三、病理生理机制

与PFS的许多其他临床表现一样，非那雄胺使用者所出现的相关症状和临床表现的病理生理学机制尚不清楚，也很难介绍清楚。目前，基于一些已经观察到的不良反应的报道和相关的理论被不断提出，当然所有这些理论都是建立在非那雄胺药理作用机制本身的基础之上，即非那雄胺是5α还原酶抑制剂，5α还原酶是一种将睾酮转化为其活性形式DHT的酶。DHT是一种比睾酮更有效的雄激素，与雄激素受体结合具有更高的亲和力，在男性生殖系统和过程的发育和功能中发挥关键作用。这种几乎不可逆的抑制变化和缓慢的解离率被认为会导致表观遗传学变化，如DNA甲基化和雄激素受体基因或5α还原酶基因本身的上调。因此，该药物可能作为内分泌干扰物，影响多种机制，并导致不良的性、心理和生物躯体方面的副作用。

5α还原酶本身是一个在全身分布并起作用的同工酶家族，它们有助于激素功能的发挥，以及性腺、肾上腺和中枢神经系统神经活性类固醇的前体激活。它们能够调节代谢过程中的发育和生理功能，并在涉及性欲、情绪和认知的多种生理、生化途径中发挥作用。非那雄胺对5ARs的抑制作用结果就是降低体内DHT水平，达到改善雄激素性脱发和减小前列腺体积的效果。非那雄胺和5ARs之间的高亲和力和低解离率也可以解释这种药物的持久不良作用，也可以解释为什么其缺乏药代动力学的剂量依赖性。因此，普遍认为是对这些酶的抑制，导致PFS患者出现一系列的不良反应。

（一）性功能障碍的可能机制

文献中有些证据表明，5α还原酶在中枢和外周神经系统中起着重要的生理作用；同样，这些酶在中枢神经系统的功能调控中充当重要的生物介质，如调控性欲。这一发现使人们相信，对这种酶的抑制剂，会导致多种生物化学过程中的内分泌紊乱，包括与性功能有关的生化过程。

最近的一项前瞻性病例对照研究，使用阴茎组织标本来探索那些继发于非那雄胺使用后出现性功能障碍的可能病因，这一研究让学界认识到，影响神经甾体类激素水平和雄激素受体（androgen receptor，AR）表达的差异是PFS患者与普通男性的重要区别。这项研究是首次探索、比较并证明了PFS患者和普通男性的相关生物通路的基因表达的差异。虽然基因表达上调和下调的发现与观察到的PFS患者的生物学差异相关，但由于研究的局限性以及缺乏因果关系的机制方面的探究，因此依然无法得到因果关联的证实。

使用类似的推理思维过程，另一项研究调查了动物模型中的阴茎组织5α-DHT水平的差异，因为5α-DHT在勃起生理学中起着关键作用。非那雄胺抑制特性的病理生理变化表明了使用5α还原酶的患者ED的可能原因。最近的一项前瞻性病例对照研究，使用阴茎组织样本来研究继发于非那雄胺的性功能障碍的可能病因，补充了影响神经甾体水平和AR表达差异的基因在PFS患者中是有区别的这一理念。这项研究是首次探索并证明与对照组相比，PFS症状患者相关生物学途径的显著基因表达差异的研究之一。虽然基因过度表达和表达不足的证据与观察到的PFS患者的生物学差异相关，但

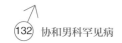

研究的局限性和缺乏机制探究，依然无法得到确定的因果关联。

因为5α-DHT在勃起生理学中起着关键作用，另一项研究使用类似的研究思路探究了动物模型中的阴茎组织中5α双氢睾酮水平的差异。非那雄胺抑制性的作用导致的一系列病理生理变化表明阐释了5α还原酶抑制剂的患者勃起功能障碍的可能原因。

（二）心理疾病的可能机制

学界普遍认为，服用非那雄胺治疗AGA或BPH的基础是基于其代谢变化和神经活性类固醇（如睾酮和孕酮）的出现。这些神经甾体类激素在人类的大脑和周围组织中合成，可以控制重要的神经功能，如神经传递、髓鞘形成和应激反应。由于非那雄胺抑制了参与睾酮转化为DHT的过程，同时非那雄胺还抑制了孕酮转化为别孕烯酮和异丙肾上腺素酮的酶，因此在伴有抑郁症和焦虑症患者的脑脊液和血浆中发现的这些神经活性代谢物浓度普遍降低。四氢孕酮和异丙肾上腺素本身便具有抗抑郁和抗焦虑特性。抑郁症患者前额叶皮层5α-还原酶的表达下调的结果，表明PFS患者的抑郁症和自杀风险是由非那雄胺对神经活性类固醇的抑制作用所致。

（三）躯体表现的可能机制

如上所述，与性或心理影响相比，使用非那雄胺导致的生物躯体变化报道较少，而且尚未证实与药物的使用相关。因此，目前的文献对这种变化的可能病理生理学的研究是有限的，也是不确定的。服用非那雄胺的男性患者的乳房发育被认为是受睾酮代谢为雌二醇的影响。雌二醇是一种传统上认为的"女性激素"，在男性中也存在，起调控勃起功能、性欲和精子发生的作用。学界认为，正是由于雌激素与雄激素比率的这种变化，导致非那雄胺后综合征患者的乳腺组织增生。关于患者报告的皮肤变化，如干燥和变薄，但同样也没有关于这种改变确证的机制。考虑到非那雄胺抑制头皮中的5α还原酶，以降低5α-DHT水平，并改善脱发，使用5ARIs可能会对皮肤产生其他意料之外"不期望"的影响。总之，对PFS患者的生物或物理变化的调查很少，还需要未来大量的相关研究说明。

四、临床表现

PFS临床表现多种多样，研究中报告的症状种类和症状严重程度均有所不同，但在以往的实验研究中尚未得到证实。据报道，性功能障碍和抑郁情绪等不良反应通常更为典型，多同时存在，但仍有不确定性，需要进一步调查。由于PFS的广泛症状特征，文献一贯将此类临床表现分为三类或近似的类型，即性、心理和躯体不良反应（表4-2）。

表4-2 已知的非那雄胺后综合征的主要症状

性相关	心理相关	躯体相关
勃起功能障碍	抑郁	代谢改变
射精障碍	焦虑	皮肤改变
性高潮快感减退	自杀意念	男性乳房发育
性欲减退或者丧失	情绪激动和波动	肌肉萎缩和肌力减退
性腺功能减退	回忆记忆减退	慢性疲乏
阴茎弯曲和感觉丧失	思维迟滞	

（一）性方面的不良反应

5ARIs使用期间和停药后出现的性功能障碍可以说是PFS最广为人知的不良反应。最常见的性功能障碍包括ED，表现为勃起质量下降或持续时间缩短，此外，还有射精障碍、性高潮功能障碍和性欲下降或完全丧失。然而，这些症状尚未被证实与PFS的存在直接相关。

一些荟萃分析的结果相互矛盾，有学者认为某些研究分组中的亚组人群存在性功能障碍风险增加，而有些则报告完全没有相关性。在2018年的系统回顾和荟萃分析中，5ARIs治疗的患者出现ED、性欲下降和射精功能障碍等性功能障碍问题的风险为普通男性的1.55倍。但这一结果仅限于采用1mg非那雄胺治疗脱发的男性患者中，而在使用5mg非那雄胺治疗前列腺增生的男性群体中并没有发现统计学意义。然而还有研究与以往系统综述和荟萃分析结果不同，发现接受BPH治疗的男性性功能障碍显著增加，而不是那些接受AGA治疗的男性。总之，大多数关联可能性较高的研究结果，其有效性会受到质疑，通常会受到方法学不严谨不充分、无对照效应和存在各种偏倚的质疑，尤其是报告偏倚的影响。

有的研究甚至还探讨了非那雄胺治疗对男性生育能力的影响。在2项研究中，患者的群体包括在不孕不育诊所寻求治疗的男性，以评估使用非那雄胺对于不育男性的不利影响。尽管诊所中只有不到1%的男性使用非那雄胺，但在这些人群中的研究结果表明，停止非那雄胺治疗后，患者的精子浓度平均增加了11.6倍。研究人员将这些研究结果与未显示精子发生改变的健康年轻男性患者群体进行了比较，表明使用非那雄胺可能会增加健康男性罹患不育的风险，还能进一步增加"易感人群"的不育风险。

在一项针对有非那雄胺使用史的 AGA 患者的前瞻性病例对照研究中，非那雄胺使用者的 IIEF 评分与对照组相比存在显著差异，进一步说明非那雄胺可导致男性出现性功能障碍。这项研究也是首次使用阴茎多普勒超声（penile color doppler ultrasound，PCDU）评估非那雄胺受试者的血管异常和动脉功能不全。在有非那雄胺使用史的 25 名受试者中，其中 17 名（68%）PCDU 显示有血管异常，32% 有动脉功能不全，16% 有静脉渗漏。研究还指出，2 名受试者在研究期间或之后自杀，这一结果在 28 名对照者中均未观察到。

（二）心理不良反应

新的临床观察表明，使用非那雄胺治疗 BPH 和 AGA 可能不仅与最为常见的不良反应（性功能障碍）有关，还会影响心理和精神，如认知障碍、情绪激动和波动、焦虑、抑郁，甚至自杀。在使用 1mg 非那雄胺治疗脱发的患者中，也报告了自我伤害增加、意识迟缓、失眠和情绪变化等。这些发现在服用 5mg 治疗 BPH 的患者中并不常见。

多项药物预警研究中都进行了失衡分析，以研究自杀和心理事件与非那雄胺的可能关联。在服用非那雄胺治疗脱发的年轻患者中发现了自杀行为的显著失衡状态，自杀意念、焦虑和抑郁的报告均增加。这种不均衡性仅存在于这一患者群体中，而在服用非那雄胺治疗 BPH 的老年患者、服用坦索罗辛的患者或使用米诺地尔的患者中均未出现。在 2013 年使用类似方法的观察研究中发现了一致的结果，表明持续性的性功能障碍可能会升高服用非那雄胺治疗脱发的年轻男性的自杀风险。在持续性功能障碍或自杀意念患者报告的不良事件中，87.2% 的自杀意念患者也有持续的性功能障碍。虽然这项研究存在局限性，但这些发现促进了后续的调查。此外，在最近发表的一篇关于非那雄胺使用后抑郁风险的系统综述显示，更高的抑郁风险与高性功能障碍率显著相关，同时也与自杀行为风险升高有关。结果发现，非那雄胺使用者的自杀风险率为 21.2%，而未使用者仅为 14%。该综述中引用的一项研究表明，暴露于非那雄胺的患者自杀意念率为 44.3%，而未暴露于非那雄胺的人自杀意念率为 3.45%。与以往的研究一样，这项研究也存在某些不完善或缺陷之处，研究报告的偏倚、患者群体中预先存在的性和精神疾病情况，以及自杀意念的数据缺乏，可能会限制到这些研究结果的可靠性和有效性。

（三）社会因素

如同生物－心理－社会医学模式涉及的范围比较广泛一样，PFS不仅仅是一个可能存在的实体性疾病，更是一个关系到社会和法律的相关事件。

有研究汇总了既往5ARIs使用后的相关法律事件，其中有66.7%（12/18）的法律案件是由5ARIs服用后出现不良反应而引起的，这方面又以性功能相关的不良反应为主，其中的6项为ED，4项为性欲减退。尽管这些法律事件的最终责任归属都没有判定是临床医生的问题，但未来相关的法律诉讼案件可能还会持续增多，临床医生从医德和医学知识方面都应该对该病的社会意义引起重视。

（四）生物和躯体的不良反应

PFS的生物和躯体效应可能比其他两类情况更鲜为人知，或者更容易被忽视。大多数研究倾向于关注性功能障碍和近期的心理障碍，仅简要讨论了对身体的影响。在患者报告的身体方面影响中，肌肉萎缩、长期慢性疲乏感、男性乳房发育、油脂和皮脂生成减少，以及代谢的变化是最常见的。

与其他两类（性和心理方面）症状一样，并非所有躯体症状都被实验室证实与非那雄胺的使用有关。2018年发表的一篇PFS的文献回顾显示，关于非那雄胺使用者与非使用者的肌肉质量和脂肪沉积变化的数据，与以往的认知相矛盾。其中一项研究表明，肌肉无力和脂肪沉积增加的患者比例具有显著性，而另一项研究表明，在瘦体量和脂肪质量或腿部按压强度方面，没有发现统计学差异。尽管尚不明确，但也有数据表明，男性乳腺组织增大与非那雄胺治疗AGA患者之间存在关联。一项研究调查了出现PFS症状的男性，发现70%的参与者报告宣称出现乳房容积肿大。此外，在一个PFS患者在线论坛帖子中，19%的回复帖子包含男性声称自己的乳腺发育现象，类似于雌激素样副作用。

五、诊断与鉴别诊断

对于PFS的认识尚在初期阶段，做好诊断和鉴别诊断工作尤其重要，尽可能避免疾病诊断扩大化趋势。

（一）诊断

1. 基本诊断方法

病史：是最重要的评估领域。该病多见于非那雄胺使用者，尤其多见于雄激素脱发患者且有非那雄胺使用史的青年男性。但要注意排除一些可能导致同样表现的药物史或者疾病史。

症状：依赖于患者的主观感受报告，症状多样且没有表现出任何明确的规律性。

查体：多无特异发现，或者表现为体毛减少、肥胖、男性乳腺发育等。

化验检查：包括血尿便等基本的化验检查项目，尤其建议检查相关激素，包括睾酮、雌二醇、泌乳素、孕酮、卵泡刺激素、黄体生成素、人绒毛膜促性腺激素、肾上腺皮质醇和其代谢物、甲状腺功能相关激素等。

其他辅助诊断：阴茎超声、睾丸超声、乳腺超声等。

2. 建议的诊断标准

虽然广泛接受的PFS诊断标准仍然处于不完善阶段，需要综合考量一系列因素，包括5ARIs（如非那雄胺或度他雄胺）药物治疗史，以及停止药物使用后出现性功能障碍的持续性表现。临床表现包括性欲减退或丧失、ED、生殖器和高潮感觉减退，并且所有这些表现都必须在治疗中断后至少3个月内持续存在。考虑到对疾病认知的局限性和尽量不扩大化的原则，为了确诊PFS，患者在用药前不应该已经具有同种类型的性功能障碍病史，也不应该存在与症状有关的其他疾病/症状（尤其是精神心理障碍），同样不能有相关的药物使用以及导致相关症状的药物史。考虑到非那雄胺不良反应的模糊定义以及各种其他药物加剧性功能障碍的可能性，只有严格遵循这些判定标准，患者才能最终诊断为PFS。

3. 病情的研判

对病情的研判是诊断的必要组成部分，有助于判断患者病情和指导后续治疗效果及预后工作。但由于PFS临床表现的多样化，主观症状和情绪问题明显，存在显著的个体差异，发病机制的不明确，使对患者病情的判断尚缺乏系统完整的标准，目前的研究还仅处于描述和个案报道阶段。需要建立起标准化的病情严重程度判定标准，大量相关的问卷量表分析结果及其权重研究，联合客观检查指标，最终可能形成一个综合的病情研判标准，建立量化和标准化的问卷表，用来判断病情和疗效，指导临床工作。

（二）鉴别诊断

由于PFS存在众多的复杂临床表现，疾病的异质性明显，尤其是许多患者个人的主观感受千差万别，必须做好鉴别诊断工作，以利于后续的合理干预及判断预后。

1. 发育和生殖相关指标异常

使用非那雄胺可导致男性乳房发育和精子质量变化，但存在严重程度的显著差异，且这些异常不能作为诊断判定的关键要素。要判断男性乳房发育和生殖相关指标与药物是否存在时间上的紧密联系，尤其要注意是否存在其他导致这些异常的疾病或病因。

2. 精神心理障碍

焦虑抑郁、自杀意念和认知障碍可能与性功能障碍同时发生，彼此形成恶性循环而互相加重，或独立于其他（性方面）的表现而单独出现，需要作为重点项目进行鉴别诊断。PFS表现出来的精神心理异常，可能是患者早已存在的精神心理障碍在性功能和性心理方面的一个发泄或集中表现；而性方面的不佳表现还可能成为患者精神疾病发作的一个导火索。

六、基于生物、心理和社会因素的PFS综合管理

PFS的临床症状复杂多样，除去上述报道的大量未经证实因果关联的临床表现外，还可能存在其他广泛的临床表现。文献中关于这些不良反应治疗的信息量有限，严重困扰着医生的临床诊疗，也严重地挫败PFS患者。经常报告的不良反应，如性欲异常和性功能障碍，是大多数患者共同存在的问题，但相关认知仍然过于肤浅，需要进一步调查以确定它与药物治疗的因果关系。考虑到51～60岁的男性中有50%会受到BPH的影响，并且男性高加索人中有一半会在40岁时受到脱发的影响，这些人在生活中的某个时段都会有使用非那雄胺的可能。基于存在广泛的潜在受困扰人群，进一步说明了探究PFS及其不良反应管理的迫切需要。

目前，由于PFS症状的多样性，病因和病理生理学的机制不明确，PFS尚无确切的治疗方法。PFS的当前管理侧重于对症治疗，以控制不良症状，从而改善患者的健康状况。与许多其他性医学相关疾病一样，PFS及其相关症状在临床中都能够很好地评估，并且生物-心理-社会的医学模式涵盖了PFS的主要症状表现。因此，通过生物-心理-社会的研究手段，可以实现PFS的良好管理。

1977年，随着生物-心理-社会模型的提出，精神疾病专业医生乔治·恩格尔（George Engel）证明，与使用单一维度的评估方法相比，利用3个不同领域的交互联合，可能更好地解释患者的疾病发生和发展。生物-心理-社会模型超越了只重视生

物因素来理解疾病的生物医学模型，因为它还包括心理健康因素以及社会和文化因素。这种动态的、跨学科的研究与临床应对方法，在主流学术界中又称"心身"关联医学，在性医学领域得到越来越多的应用，因此可以在有争议的领域，包括PFS的诊疗中实施和应用。有关性医学疾病的生物-心理-社会治疗方法在此就不详细阐述了。

（一）PFS 的管理

虽然有关PFS的知识缺口不断被新的研究填补，但还存在很大的误区和空白，需要加强对患者的教育和知识普及，对影响患者生活质量的不良反应的管理工作是优先需要考虑的，加强医疗从业人员的认知迫在眉睫。

目前还没有确定的PFS治疗方法，强烈建议联合治疗那些令患者烦恼和困扰的各种症状。PFS多维度模型相较于单一维度的生物医学模式能更好地解释PFS，PFS的广泛症状也进一步证明了这一点。患者治疗必须个性化，并且要充分考虑患者个体的身份经历和疾病症状的严重程度。

非那雄胺使用者的性功能障碍的管理可能比同样出现的心理障碍的管理效果更直接可见。ED是最常见的性功能障碍之一，并可能因年龄增长、合并糖尿病或高血压等疾病、内分泌疾病或神经系统疾病等风险因素而增加患病的可能。在任何情况下，除认知治疗外，还可以考虑使用5型磷酸二酯酶抑制剂（如西地那非和他达拉非等）进行治疗。研究指出，焦虑、抑郁和其他情绪变化可能更难控制。除抗抑郁和抗焦虑药物外，心理治疗、性疗法、认知行为治疗和健康生活方式的改善，也可能对患者有益。性功能障碍和重度抑郁症经常并存，因为性功能障碍可以使抑郁症风险增加130% ～ 200%，而抑郁症则会使性功能障碍的风险增加50% ～ 70%。SSRIs通常用于抑郁症患者，它不仅是治疗抑郁症的有效药物，还可以治疗早泄。

（二）口服非那雄胺的替代品

尽管非那雄胺仍然被认为是治疗AGA的安全药物，但为避免其可能的不良反应，替代品的研发一直在进行中。最近，局部体表使用的5ARIs被证明是一种可能的解决方案，既可以避免PFS，又同时对脱发起到治疗作用。

在一个包括7篇研究证据的系统综述中，每项研究都报告了使用局部非那雄胺显著减少脱发、增加头发数量以及良好的患者满意度。血清睾酮水平保持正常不变，应用后头皮和血浆DHT水平显著下降。一项随机、双盲对照研究调查，比较了0.25%局部非那雄胺与3%米诺地尔联合应用，与单独3%米诺地尔溶液外用，对AGA男性患者的疗效和安全性，研究发现，联合使用明显比单独的米诺地尔应用更有效，头发密度得到改善，并且没有报告相关不良事件。此类研究使研究人员在忧虑PFS的不确定性中感到鼓舞，并提示了未来口服非那雄胺替代品研究的必要性。

七、预后与预防

（一）预后

由于报道的病例有限，对于预后的判断都是零散的和个体病例诊疗经验。

结合已经发表的文献报道和北京协和医院诊疗该类疾病的经验，在目前有限的随访期内，一部分患者预后不良，临床症状的控制程度有限，难以完全解除不良症状，更加难以达到患者的求全需求，往往需要长时间服用相关药物对症治疗。而焦虑抑郁成为阻碍疾病康复的最大障碍，甚至在治疗期间，仍然存在患者的自杀和伤人情况，医学界对于此疾病的认同是迫切的，需要加强MDT合作，尤其是与精神心理专家的密切合作，心理咨询类的沟通和语言治疗往往能起到关键作用，可以纠正患者心态和认知。

（二）预防

由于对PFS的认知还存在很大缺陷，精准的预防方法还没有完全明确，但根据目前已知的知识和经验，仍然可以给出一些建议，初步的预防方法包括如下。

1. 尽量避免给青年男性使用非那雄胺

严格评估使用非那雄胺的必要性，尽量避免使用，尤其是青年男性。是否应预先告知患者该药物的安全性考虑，还存在争议。毕竟一些情绪不稳定的青年人容易受到某种暗示，尤其是负面消息，加之年轻人对性功能不切实际的需求和攀比，更容易诱发焦虑和不自信，而这些因素都是PFS的危险因素。

2. 排查PFS危险人群

对于那些拟使用非那雄胺的青年男性，严格排查是否存在PFS的危险因素，尤其是是否存在精神心理问题，是否已经存在各种性功能障碍，是否同时合并其他一种或多种慢性病。

3. 采用非那雄胺替代品

使用局部非那雄胺等替代品来预防PFS。

4. 遗传易感性排查

将来是否可以筛查出某些遗传特质性患者容易发生PFS，也可以进行必要的筛查，以排除该类患者使用非那雄胺类药物后发生PFS。

八、小结

非那雄胺是一种常用的5ARIs，用于治疗BPH和AGA。这种药物通过阻止睾酮转化为DHT，降低头皮和血清DHT水平，进而起到减小前列腺体积和防止脱发的作用。尽管大多数使用者对该药物总体耐受性良好，但近几年报告的不良反应不断增加，即使在停药后仍持续存在，因此，将这些性、心理和生物维度的一系列临床表现定义为非那雄胺后综合征。截至目前，关于这种疾病的认知还远远不足，病理生理学和流行病学尚不清晰、非那雄胺的长期安全性尚未得到证实、疾病的真实性尚未完全被接受。因此，这些不确定性可能会显著影响PFS患者的生活质量。已知的不良反应包括勃起或射精障碍的性功能障碍，表现为焦虑、抑郁，甚至自杀的心理障碍，以及被视为男性乳房发育症和皮肤干燥的生物学效应。

目前还没有发现出现PFS广泛症状表现机制的原因，也没有已知明确的治疗方法。建议针对每位患者的症状和严重程度进行个性化管理，并且在进一步研究阐明长期口服5ARIs的安全性前，可以考虑使用局部非那雄胺等替代品来预防PFS。

考虑到公众对非那雄胺后综合征认识的激增以及目前大量悬而未决的问题，特别是因为PFS有着极其庞大的"潜在患者"，与此相关的研究应该被鼓励以期填补空白。对于有性功能障碍、精神障碍或生育问题的患者，他们都是PFS的高风险人群，因此医生在给患者应用非那雄胺前要谨慎评估，并对现有的关于PFS文献充分了解。截至目前，PFS仍然是一个未解之谜，在被证实或被否定之前，建议临床应用非那雄胺用于治疗BPH或AGA时，应充分考虑可能出现的不良后果。

（卢　毅　李宏军）

第二节　典型病例与专业解析

一、主诉

5例患者均因服用非那雄胺1～15个月后陆续出现性功能相关系列问题而求治。

二、现病史

5例患者的具体情况见图4-1。

这5例患者都是青年男性，都处于20～30岁的年龄段。都是在皮肤科门诊为了治疗AGA而开具和服用过小剂量非那雄胺。服用非那雄胺的时程从1个月到15个月不等。他们都有不同程度的性和心理障碍（均有ED、焦虑、抑郁、孤独割离感、失眠），其中失眠、焦虑、抑郁、ED和性欲低下是患者最烦扰的症状。2例患者还有睾丸缩小（患者B和D）和1例发生乳房增大（患者B），这些不良反应都持续了3个月以上的时

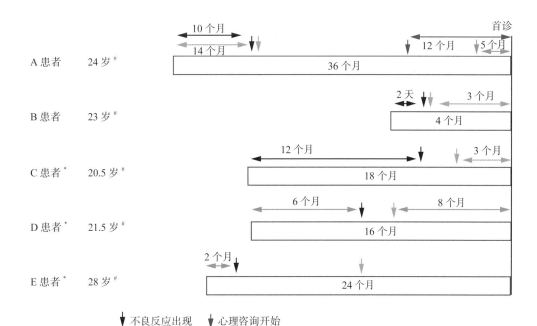

图4-1　患者的病史及疾病发展过程汇总

注：*接受了基因检测的患者；#开始服用非那雄胺时的年龄。

间。不良反应的出现一般是从服用非那雄胺后2天到12个月不等。其中B～E患者均经历了停药后不良反应好转而后又再次加重的情况。患者在接受非那雄胺服药开始前的心理状态及性功能都没有进行专业评估的相关记录。

三、既往史及其他病史

所有患者都没有明确的既往疾病史。

均为未婚未育的青年男性。

均具有良好的教育程度和满意的工作岗位。

四、精神心理评估

5例患者在我们的建议下都进行了心理评估，结果提示：他们都有不同程度的心理障碍（焦虑和抑郁、孤独割离感、睡眠障碍），且情绪问题是患者最烦恼和困扰的反应。但由于我国没有为患者建立终生疾病档案的制度，患者求治的时候是已经确诊的门诊PFS患者，在他们患病前的精神心理状况不是很清楚，难以判断，而且绝大多数患者都坚称自己以往是非常健康的。

五、体格检查

总体上来说，这5例患者的一般发育状况良好，身高和体重无异常，生命体征平稳，体能都正常（甚至表现出精力旺盛），未见到明显的发育异常。

乳腺发育：1例患者伴有乳房增大（患者B）。

生殖器官检查：2例患者伴有睾丸萎缩（患者B和D）。

六、辅助诊断

包括血尿便常规检查、生殖激素测定、遗传基因分析等。部分患者接受了超声、CT等辅助检查。

患者C～E接受了基因检测的检查，结果发现，与年龄匹配的健康男性对照者相比，我们发现 *CA8*、*VSIG10L2*、*HLA-B*、*KRT38* 和 *HLA-DRB1* 是有显著表达差异的基因。对这些基因的功能注释分析提示这些基因与细胞的黏附和连接、免疫系统和炎症反应有关，但还不能与PFS建立起直接的因果关系，确切的机制还需要进一步的研究明确。

七、初步诊断

在门诊就诊的过程中，我们记录了患者的详细发病过程，并进行详细的查体。而后针对性地开具辅助检查项目。最终，在完整分析相关资料后，这5例患者均确诊为PFS。

八、治疗方法

对于非那雄胺药物引发不良反应的控制采取对症治疗为主的策略。对症的补充激素治疗（口服睾酮或克罗米芬，或注射hCG、HMG等），改善勃起功能（口服PDE5抑制剂），助眠（口服佐匹克隆等），口服中成药帮助改善全身整体的情况（乌灵胶囊、补肾益脑胶囊等）。复诊间隔一般为1～3个月。

九、治疗结果

5例患者的ED、睾丸缩小、性激素失衡的情况都能得到一定程度的改善，但是性欲降低，心理障碍等较难纠正，并且患者多数不认为自己的心理存在问题，难以接受心理障碍的现实问题。

患者A的不良反应情况较轻，配合男科门诊的相关药物前往心理科进行咨询谈话治疗。他的症状有了最明显的改善，特别是心理认知方面。

我们也目睹了一位患者（B）的惨痛经历，该患者过去学习成绩优异，曾获得很多奖励，是一个大有前途的优秀青年。在服用非那雄胺后2天就出现了明显的性和心理不适情况。对于开具治疗药物的自主观念很强，服药的依从性不高。曾试图用网传"断食"的这种极端方法来压制身心不适感，最终效果不佳而治疗失败。后来病情不断反复，给患者的心理造成巨大伤害，因为病情控制不佳且不稳定，还在当地被强制住院接受精神心理治疗。

十、讨论

（一）5例PFS患者的基本特点

本组5例PFS患者主要发生在未婚未育的精英青年男性，对其生殖健康危害大，尤其是对患者的精神心理方面的影响不可小觑，甚至存在情绪失控、自杀倾向和自杀行动。在临床工作中，往往又难以有实质性异常所见，系统查体和辅助诊断也很少发现显著的器质性异常。许多医生不认同患者的这些不适主诉，认为患者是对生活品质和性能力要求过高，或者是精神出了问题，甚至拒绝为患者诊疗，使患者往往四处求医而难以得到有效的救治，往往预后不佳。目前的治疗策略主要集中在对症治疗方面，解决患者的痛苦诉求。即使是系统强化的对症治疗，长期效果也不尽如人意。

（二）遗传因素的筛查和研究

筛查出 PFS 患者的遗传学异常的价值和意义巨大，毕竟 PFS 患者往往不认同自己被贴上"精神病"的标签，即使他们自己也坦然接受存在精神心理障碍，但更加希望能够从遗传学方面找到明确证据，来为自己的疾病"辩白"，这也是该类患者希望看到的结果。一旦这个学说成立，不仅可以帮助 PFS 患者免受"精神病"的不白之冤，还可以为后续的非那雄胺药物治疗脱发和预防 PFS 奠定良好的基础，可以很大限度地避免该类悲剧的重演。

在我们进行异常初步筛查出的 3 例患者中，确实存在某种遗传基因的差异化表达，但这种异常检测结果的不同，是否构成了 PFS 的直接病因还难以确定，遗传基础与疾病之间还难以直接挂钩，因果关系目前尚不能被认定，但这并不影响我们继续去探索研究，并且可以根据初步的结果和结论，指导预防工作，以及该类患者的病因诊断、治疗和预后判断。

遗传病因的权重值得关注。倘若基因方面可以发现明确的病因，基于 PFS 的广大潜在人群，将来基因筛查在 PFS 中将会有巨大的前景。未来研究还需要做到以下 3 个方面。

1. 扩大样本量。

2. 将对照组设立为服用非那雄胺后未出现不良反应的男性。

3. 增加心理评估的基线情况和治疗前的基因检测结果。

（三）指导目前的临床工作

目前还难以准确理解和管理 PFS 患者，但这并不等于医者可以无视患者的存在及其病痛的存在，更应该积极探索，至少是进行更多的解释和安抚工作，同时积极地采取对症处理的办法来舒缓患者的痛苦。此外，祖国医学的辨证和中草药或可有所作为，具体内容参见本章的第三节内容。

（四）治疗的靶点和方法

目前主要是以对症治疗为主，控制症状，改善PFS患者的生活质量，同时进行认知教育，降低患者对生活品质的过高追求。

此外，应该加强对PFS患者的后续跟进随访，才能做到系统全程的有效管理，才能了解该疾病的预后和转归。但是，目前相关的资料有限。

（五）强化精神心理因素的筛查和管理

没有精神心理问题的患者有着和大众一致的心理状态，因此对于事物的认识往往也和医生的认知一致，医生能够采用和自己认识一致的方法与患者进行有效的沟通交流，配合药物能够达成对于原发病或者轻中度不良反应的治疗和纠正；而PFS患者往往会出现心理状况的异常，甚至是出现严重心理危机。对于存在心理异常的PFS患者，尤其是重症患者，医生可能无法理解其对疾病的态度和认知，患者同样也不能理解且难以接受医生的诊疗措施，两者在沟通上的效果会大打折扣，因此治疗效果往往也是不如心理正常的患者。另外，很多症状（特别是涉及与性相关的症状）都很主观，缺乏客观的可检查体征，因此患者的心理如果存在异常认知感受，会直接影响医生对于疾病情况的判断，并严重影响到后续的治疗效果。

本组报道的5例患者均为未婚未育的青年男性，他们基本上都接受过很好的教育，有理想的学习/工作岗位，属于社会精英，这些也可以从一个角度反映出PFS问题的本质，即疾病的心理和社会属性。此外，家庭经济状况的优越和精英教育在一定程度上渲染和强化了对PFS的信息掌控及关注程度，而相关信息的科学性是值得考究的，进一步加剧了疾病的困扰。

目前，精神心理筛查也是医生对于使用非那雄胺治疗脱发的潜在人群进行的有效减少PFS发生的重要预防手段。临床病例研究发现，精神心理因素在PFS患者中广泛存在且比较严重，是否为PFS发病的直接病因和病理生理机制，精神心理因素是否具有遗传基础，还难以有准确的结论。

精神心理因素决定着患者对于疾病的认知，并决定着疾病的转归和预后，如何看待和处理患者的精神心理症状是该病诊疗最重要和最困难的环节。PFS患者的智能基本都是正常的，甚至超过常人，PFS患者几乎均不接受自己存在心理问题的看法，而这一点与所有医生的认知背道而驰，医患彼此间认知上的巨大差异，使深入交流和开展治疗变得非常困难。理智的患者希望能够找到自己的遗传差异，如试图找到可能存在于大脑边缘系统（与情感密切相关）发育和生理解剖差异的基因异常，从而提示自己容易对非那雄胺产生不良反应，而不是医生们普遍认为的单纯心理疾病或对性功能不切合实际的过高期待。

（六）构建新型的医患关系

值得提出的是，这项研究所涉及的医患通力合作是非常难得的。

接受观察治疗的全部PFS患者均自愿且积极地配合治疗和康复随访过程，经常会在"患者-医生-研究者群"内分享自己的困惑、艰难处境、希望，甚至对疾病的康复体验，他们期望将求医检查和治疗结果总结出来，造福于后来者。很多时候，患友之间的相互鼓励和求治体验，比医生的说教式讲解更加具有说服力，往往可以起到事半功倍的效果。

甘愿为科学献身的精神不仅在医者身上可以看到，在该研究中的患者身上有也完美体现，这种勇于探索的精神让人敬佩。尤其是在面对罕见病的时候，会面对许多的不确定，此时的互相信任和支持弥足珍贵。由此可见，这项对PFS疾病的研究不仅具有很大的医学价值，还在个人（患者、医生和研究者）价值观的完善和社会进步中均有重要意义。

（七）展望

PFS研究目前存在的问题是报道的样本例数较少，本节仅报道5例，还难以有确凿的结论性意见，这里给出的更多的是肤浅的表象观察和描述，不可能有直接确凿的因果关联证据，需要进行更大规模和范围内的研究，同时应该进行比较分析（与那些使用非那雄胺治疗脱发且未发生副作用，或者是仅仅发生轻症患者进行比较）可能有所斩获。希望该疾病引起更多的关注和探索，采用现代的研究技术和方法，不断有新的理论发现和实践突破。

（卢　毅　李小刚　郭　野　李宏军）

第三节　非那雄胺后综合征的中医诊疗理念

非那雄胺后综合征是指使用非那雄胺期间和/或停用后出现的副作用导致的临床症状，这些副作用包括不可逆的性、神经、身体和心理损害，主要临床表现是性功能障碍、躯体症状和心理障碍，如勃起功能障碍、性欲减退、射精障碍、抑郁焦虑等。虽然在中医的疾病认知理论体系中还没有非那雄胺后综合征的病名，但根据非那雄胺后综合征的发病特点可归纳于中医的"药毒"范畴。

首先让我们认识药毒的含义。广义药毒指药物偏性，药物在四气或五味中有其厚积；狭义药毒指药物的毒副作用，药物在治病时，亦存在不良反应。药毒的发生是由药物本身药性太过猛烈，长期服用后易出现正气亏损，阴阳失调。巢元方在《诸病源候论·蛊毒诸病下》中记载："凡药物云有毒及有大毒者，皆能变乱于人为害，亦能杀人。""但著毒重者，亦令人发病时咽喉强直……手脚沉重……经百日便死……言食与药俱入胃，胃能容杂毒，又逐大便泄毒气，毒气未流入血脉，故易治。若但觉有前诸候，便以解毒药法救之。"他认为，药物有其固有的毒性，在治病同时亦给人以毒害，其毒可通过排泄等方式排出体外。由此可见，在古代人们就早已意识到部分药物使用不当或是长期使用可产生猛烈毒性，企图寻求"解毒药法"救之。

中医学认为，非那雄胺药性寒凉，长期使用该药物，易损伤机体肾之阳气，若先天禀赋充足，则邪不可干，抵御药毒；反若禀赋不耐，先天不足，则药毒内侵，加重肾脏之损伤，致肾脏亏虚；又因后天体质之差异，如气虚质、阳虚质、阴虚质、瘀血质、气郁质，患者受到药毒侵袭后，会出现肾气亏虚、肾阳亏虚、阴阳俱虚、肾虚血瘀、肾虚肝郁不同的证候表现。药物毒性的认识最早见于张从正的《儒门事亲·卷六·四十七》："久用药物，其性刚峻，甚可致死"，其主张先用泄法去其药邪再治本病。

一、中医病因病机

非那雄胺后综合征的中医病因为药毒，即非那雄胺药性寒凉的毒副作用。中医基本病机为先天禀赋不足，药毒侵袭机体肾之阳气，肾脏亏虚，而结合患者后天之体质，又会继发其他病机的出现。

中医体质论最早源于《黄帝内经》，《灵枢·五变》记载"内不坚，腠理疏，则善病风……五脏皆柔弱者，善病消瘅……粗理而肉不坚者，善病痹"便论述了患者体质的个体差异与疾病因素之间的相关性。体质是个体生命过程中，在先天遗传和后天获得的基础上所表现出的形态结构、生理功能及心理状态等方面综合的、相对稳定的特质，在治疗疾病的过程中也不容忽视。同一种疾病的发生存在个体体质的差异性，在疾病发展过程中，这种差异性对病邪的从化、病情的变化等具有主导性、倾向性。素体气虚质、阳虚质的患者，加之药毒侵袭，肾气、肾阳进一步亏损，进而形成肾气亏虚、肾阳亏虚之证候。素体阴虚质的患者，药毒侵袭肾之阳气，加之肾阴与肾阳互补互用，易形成肾之阴阳俱虚的证候；素体瘀血质的患者，药毒侵袭，肾阳不足，加之阳虚易生内寒，寒凝经脉，气血运行不畅，则瘀血内生，导致肾虚血瘀之证；素体气郁质的患者，药毒侵袭肾脏，肾脏亏损，又因肾在五行属水，肝在五行属木，水能生木，肾脏虚损，则肝脏失养，肝失疏泄，气机不畅，则易形成肾虚肝郁之证。

非那雄胺后综合征多由先天禀赋不足，药毒侵袭机体肾之阳气，肾脏亏虚所致。肾脏亏虚是其基本病机，又因患者后天体质之影响，则易出现肾气亏虚、肾阳亏虚、阴阳俱虚、肾虚血瘀、肾虚肝郁之不同证候。

二、辨治要点

（一）基本病机

先天禀赋不足，药毒侵袭机体肾之阳气，肾脏亏虚是其基本病机；又因患者后天体质之影响，则会出现肾气亏虚、肾阳亏虚、阴阳俱虚、肾虚血瘀、肾虚肝郁之不同病机。

（二）辨病是首要

非那雄胺后综合征的主要特征有两个：其一是之前使用非那雄胺进行治疗；其二是在停止治疗后出现持续的性功能障碍、躯体症状和心理障碍。在抓住主要特征的同时，需要结合目前没有任何医疗状况可以解释这些症状，或目前没有任何药物或药物滥用可以解释这些症状的基础上诊断该疾病。临证之时需细细分辨，尽量明确病因和合并疾病，这对后续的治疗至关重要。

（三）辨证是核心

辨证论治是将望、闻、问、切四诊所收集的信息进行整合，判断证型，进而决定与证型相应的治疗措施的过程。非那雄胺后综合征多由先天禀赋不足，药毒侵袭机体肾之阳气，肾脏亏损，进而导致其他脏器的功能紊乱。肾虚是其基本病机，加之患者后天之体质，则出现肾气亏虚、肾阳亏虚、阴阳俱虚、肾虚血瘀、肾虚肝郁之证。肾气亏虚则出现气短自汗，倦怠无力，面色苍白，尿后滴沥不尽，小便次数多而清，腰膝酸软，听力减退，性功能减退，阳痿，早泄等症状；肾阳亏虚则出现神疲乏力，精神不振，活力低下，易疲劳，畏寒怕冷，四肢发凉，腰背冷痛，性功能减退，阳痿，早泄等症状；阴阳俱虚则出现畏冷肢凉，五心烦热，眩晕耳鸣，腰膝酸痛，男子性欲减退，勃起功能障碍，射精障碍等症状；肾虚血瘀则出现腰膝酸软，神疲乏力，小腹部、会阴部、耻骨区或腰骶及肛周疼痛，射精障碍，勃起功能障碍等症状；肾虚肝郁则出现神情悲忧，急躁易怒，倦怠畏寒，行动迟缓，肢冷，性欲下降等症状。因此，非那雄胺后综合征治疗则应该在补肾的基础上辨证论治，从而能够更加有针对性地进行治疗。

（四）综合治疗是手段

到目前为止的研究表明，非那雄胺后综合征的治疗方法较少，预后较差，因此，采用现有的所有诊疗方法这一综合治疗手段，才能够达到理想的治疗效果。所以，对于非那雄胺后综合征的患者，首先要注重身心治疗，实施包括健康教育、调整饮食和生活方式在内的基础治疗，如科普疾病相关知识，规律性生活，情志舒畅等；其次，采用中医的诊疗方法，要根据患者的临床症状表现，在补肾的基础上进行辨证治疗，制订个体化的综合药物治疗方案；最后，要重视外治法在非那雄胺后综合征治疗中的地位，如针灸、推拿等外治方法对于缓解非那雄胺后综合征的症状有良好的疗效。因此，综合治疗是非那雄胺后综合征的必要治疗手段，采用中西医结合、内治与外治配合的综合治疗手段，才能提高疗效，达到满意的治疗效果。

三、"病-证-症"辨治

辨病指借助现代医学方法以明确疾病的诊断；辨证论治是中医诊疗遵循的基本原则之一，是将望、闻、问、切四诊所收集的信息进行整合，判断证型，进而决定与证型相应的治疗措施的过程。在这一过程中，针对同一疾病的不同证型，在立法方药上不尽相同，具有明显的个体化诊疗的特点与优势；随症治疗为中医个体化治疗的具体表现，包括对该病的主症治疗、兼症治疗。中医学可根据非那雄胺后综合征的主要临床症状勃起功能障碍、性欲减退、射精障碍、抑郁焦虑等进行"病-证-症"辨治。

本节内容主要讨论勃起功能障碍、性欲减退、射精障碍和郁证的中医认知理念和诊治策略，其他的相关症状和问题均结合在具体的病例中逐一加以介绍和分析。

（一）勃起功能障碍

1. 中医病因病机

勃起功能障碍中医称为阳痿，药毒所致阳痿多由患者先天禀赋不足，药毒侵袭机体肾之阳气，肾脏亏虚为基本病机，联系患者自身体质特点，常表现出肾阳亏虚、肾虚肝郁、肾虚血瘀之不同证候。

（1）肾阳亏虚：元阳不足，素体阳虚，加之药毒侵犯，致命门火衰，精气虚冷，阳事不兴而渐成阳痿。《医述·阳痿》引王节斋论："经曰，肾为作强之官，伎巧出焉，藏精与志者也。"

（2）肾虚肝郁：《杂病源流犀烛》云："又有失志之人，抑郁伤肝，肝木不能疏泄，亦致阴痿不起"。情志不畅，多愁善感，或郁怒伤肝，肝气郁结，素体气郁之患者，肝木不能疏泄调达，宗筋失养而痿软不用。

（3）肾虚血瘀：素体肾虚、肝郁日久易导致瘀血阻滞阴茎脉络，或体弱气虚血行不畅，加之药毒侵袭，引起气血瘀阻阴茎，宗筋失养，脉络不通，导致阴茎痿软不用。《张聿青医案·阳痿》言本病"皆因经络之中，无形之气、有形之血不能宣畅流布"所致。

2. 中医治疗方法

［内治法］

（1）肾阳亏虚证

临床表现：阳事不举，或举而不坚，精薄清冷；神疲倦怠，畏寒肢冷，腰膝以下尤甚，面色㿠白或黧黑，头晕耳鸣，腰膝酸软，小便清长，夜尿频多；舌淡胖，苔薄白，脉沉细弱。

治法：温肾助阳。

方药：右归丸加减。

常用药：淫羊藿、巴戟天、菟丝子、附子、肉桂温补命门之火；熟地黄、山茱萸、枸杞子、女贞子滋阴益肾补肝；党参、白术健脾益气，以助生化之源；三七、当归、土鳖虫、地龙活血化瘀通络。

火衰甚者，加阳起石、露蜂房、蛇床子等壮阳补肾；气虚甚者，加黄芪、太子参益气健脾；尿后余沥、滑精频繁，精薄精冷，可加金樱子、覆盆子、益智仁益肾缩尿固精。

（2）肾虚肝郁证

临床表现：阳事不兴，或举而不坚；心情抑郁，烦躁易怒，咽干口苦，胸胁胀满，善太息；舌淡红，苔薄白，脉弦。

治法：疏肝解郁。

方药：逍遥散加减。

常用药：柴胡、香附、青皮、郁金疏肝行气；当归、白芍、生地黄、枸杞子养血柔肝；白术、茯苓、甘草健脾助运；菟丝子、淫羊藿、巴戟天补肾壮阳。

口干口苦，急躁易怒，目赤尿黄，肝郁化火者，可加龙胆草、丹皮、栀子以清泻肝火；若气滞日久血瘀者，可加川芎、赤芍、水蛭、蜈蚣活血化瘀。

（3）肾虚血瘀证

临床表现：多有动脉硬化、糖尿病史，以致瘀血阻络，阳事不兴或勃起不坚，性欲淡漠；或有固定刺痛，或见紫斑肿块，或见出血色黯，舌紫黯或有瘀斑、瘀点，脉沉涩或弦涩。

治法：活血化瘀，通络振痿。

方药：桃红四物汤加减。

常用药：桃仁、川芎、川牛膝、三七活血化瘀，当归、白芍养血活血，蜈蚣、水蛭走窜通络，熟地黄、山药、菟丝子、淫羊藿、巴戟天滋补肾脏。

胸脘不适，胁肋胀闷严重者，加青皮、白蒺藜疏肝行气；若湿热致瘀，厌食，腹胀，口苦泛恶，大便不调者，加泽泻、车前子、栀子清利湿热；会阴坠胀甚者，加黄芪、党参益气升提。

［外治法］

（1）熏洗：熏洗法是将药物水煎后滤去药渣，倒入容器中，趁热熏蒸、浸洗的方法。是男科疾病中常用的外治法。该法通过皮肤或黏膜的吸收，借助热力与药力的综合作用，促进疏通腠理，流畅气血，改善局部和全身功能，来达到治疗目的。治疗肾阳亏虚型阳痿时，用蛇床子3g，藿香30g，露蜂房15g，丁香10g，肉桂15g，水煎后，患者趁热骑在盆上，用药熏蒸阴囊及小腹，待药温下降至可以将手浸入时，用手撩药液淋洗阴囊及前阴。待药温适宜时行坐浴，并用药液淋熨小腹，每晚睡前1次；治疗肾虚血瘀型阳痿时，用丁香、肉桂、露蜂房、川椒、煅牡蛎、吴茱萸、马兰花、蛇床子、桃仁、红花、木鳖子、硫黄、干姜各30g。上药共研粗末，每次取粗末30g，加水

1000ml，煮沸后去渣，趁热先熏少腹、阴茎、会阴处，待温后淋洗。每日2次，每次20～30分钟。本方具有温阳散寒、活血通络之功。

（2）敷贴：敷贴法是把药物研为细粉，选择不同溶剂，调成膏剂、酊剂、油剂、合剂等，外敷于患处或患处四周，以治疗疾病的方法。又称围药、箍围药、敷药，是男科疾病常用的外治法。该法有作用直接、持久的特点。

敷贴法具有激发经气、疏经通络、调和气血、扶正祛邪、消肿止痛，调整人体脏腑功能，又有截毒、束毒、拔毒、解毒、清热、定痛、排脓、祛湿、止痒等作用，可用于治疗阳痿遗精等。如治疗阳痿时，用淫羊藿100g，蛇床子100g，皂荚100g，马钱子100g，肉苁蓉100g，黑附子100g，丁香100g。上述药物水煎2次，再浓缩成膏，阴晾干燥，研为细末，用白酒将药末调为干糊状，取药糊2g敷于命门穴处，外用胶布覆盖，每日换药1次，15天为1疗程。常用的溶剂有醋、酒、水、油类等。

（3）涂搽：涂搽法是直接将药物涂搽于患处的一种治疗方法。涂搽的药物，可以是浓煎剂、浸膏、提取液、浸泡液，或用香油、醋等其他溶液调药粉外。

涂搽法具有清利燥湿，温肾壮阳等作用，临床用于治疗病变部位表浅之男科疾病，如阳痿、阳强、早泄等症。涂搽所选药物多有渗透性。但应辨病辨证用药，如用蛇床子100g，远志100g，蜂房100g，五味子100g，细辛100g，韭菜子100g，白胡椒200g，共为细末，装入纱布袋，外用纸袋装好，行房前10分钟，取出药袋，将药涂于用温水浸湿的阴茎上，或将药袋用温水浸湿，慢慢擦其阴茎上（主要是阴茎头），也可将药袋裹托于阴茎下方，可治阳痿。待阳物舒展粗大坚举之后，洗去药物，即可行房事。

（4）坐浴：热水坐浴是物理治疗中水疗法的一种，有独立的治疗作用。它可以提高局部组织温度，扩张血管，促进皮肤、皮下组织和肌肉的血液循环，提高局部组织的代谢率，使血管的通透性增加，缓解肌肉的痉挛和疼痛。药物坐浴法是用中药煎汤趁热坐浴，通过药物渗透达到治疗疾病的方法。是男科疾病常用的外治法。坐浴法具有活血化瘀、温经散寒、清热解毒、消肿止痛等作用。所用药物多具芳香走窜挥发渗透的特性。临床用于治疗阳痿、慢性前列腺炎、前列腺增生、阴囊湿疹、鞘膜积液、阴囊包皮象皮肿疮毒等症。如治疗阳痿时，用菟丝子、蛇床子、韭菜子、棉花子、仙茅、淫羊藿、巴戟天、阳起石、补骨脂、大茴香、小茴香各10g，水煎后，熏洗会阴及阴茎、阴囊，待药液温度适宜时坐浴，每次熏洗坐浴时间30分钟，每日1～2次，避风寒，每日1剂，一般10～15天为1个疗程。但应注意药液的温度不能太高，以防烫伤皮肤，以能忍受为度。

（5）肛门栓塞：肛门栓塞法是将药物研成粉，制成药栓塞入肛门中，通过直肠黏膜吸收，以达到治疗疾病的方法。是男科疾病的常用外治法。该法具有清热化湿、化瘀止痛等作用，临床用于治疗阳痿、慢性前列腺炎、前列腺增生。如治疗阳痿用淫羊藿12g，丹参12g，黑蚂蚁9g，九香虫6g，制蜈蚣6g，罂粟壳9g。以上为1日剂量。将淫羊藿、丹参、罂粟壳三味经醇提取醇提液，并将药渣与黑蚂蚁、九香虫、蜈蚣加水煎煮过滤取滤液；再将二液混匀挥发，浓缩，加入赋形剂喷雾取干粉后，再入基质制成一枚栓子。每晚1粒，睡前纳入直肠内，连用3月为1疗程。但应注意避免用有腐蚀作用的药物。

（6）灸法与温针：灸法是借灸火的热力，给人体以温热性刺激，通过经络腧穴的传导作用，以达到防治疾病目的的方法。主要有艾炷灸与艾卷灸两种，具有温阳益气，温经散寒之功，用于治疗性功能障碍如阳痿、早泄、性欲减退等阳虚的男科疾病。灸法在男科疾病治疗中的选穴，与体针基本相同，但更侧重于生殖器周围及前后的局部穴，如关元、气海、会阴、中极等穴。如治疗阳痿之时，常选命门、肾俞、腰阳关、关元、气海、三阴交、中极等穴，每次取3～5穴进行艾灸。具体方法是点燃3cm左右长的艾条，对着所选穴位进行灸烤至红润、灼热为止，可连用1～3个月。

温针灸是针刺与艾灸结合应用的一种治疗方法。操作方法是：将针刺入腧穴得气后并给予适当补泻手法而留针时，将纯净细软的艾绒捏在针尾上，或用艾条一段长约2cm，插在针柄上，点燃施灸。待艾绒烧完后除去灰烬，将针取出。如针灸合用治疗阳痿时，首先选好治疗阳痿的有关穴位，如肾俞、三阴交、阳谷、足三里、复溜、关元、然谷、中极、曲骨等穴。然后针刺4～6个穴位，用平补平泻手法，得气后留针；继而把切好的形如硬币大小的生姜片套在针柄的上端固定好，再将艾绒团放在上面点燃，直到艾绒燃完为止。操作时，每次以针感直达阴茎效果最佳。每日针灸1次，9天为1个疗程。

（7）火针：火针疗法是中医学针灸疗法的一种，是用火烧红的针尖迅速刺入穴内，以治疗疾病的一种方法。火针有温经通络、祛风散寒的作用。治疗阳痿疾病时，以肾俞、命门、关元、中极、三阴交为主穴，辨证为肾虚精亏者，配穴长强、曲骨；命门火衰者，配穴腰阳关、长强；肝郁气滞者，配穴急脉、行间、曲泉。选定穴位后，常规消毒，然后点燃酒精灯。左手将酒精灯端起靠近针刺的穴位，将针尖、针体烧至发白，迅速准确地刺入穴位，并即刻敏捷地将针拔出。出针后即用消毒干棉球按压针孔以减轻疼痛。4天治疗1次，8次为1疗程。

（8）按摩：常选用肝经、肾经、膀胱经、奇经四脉（督脉、任脉、冲脉、带脉）以及病变局部按摩。用于治疗阳痿、早泄、遗精、不射精、前列腺炎、精癃等症。如治疗阳痿，用手按摩双足涌泉穴，即双侧足心，每日起床和临睡前各行1次。患者用左手指或手心按摩右涌泉穴100次，再用右手指或手心按摩左涌泉穴100次，以产生热感为准，动作要缓和、连贯、轻重适度。

（9）电摩疗法：采用220V交流电为治疗电源，利用湿巾长度变化作为可变电阻控制电流强度，用导线将电源、湿巾电阻、患者和治疗操作者进行顺序性联通，用医生手指代替针灸针刺激患者有效治疗穴位。治疗组用电摩疗法治疗，此法是将中医针灸经络穴位学说和现代临床医学神经解剖学说以及交流电在疾病治疗中的运用相结合形成的一种独特的治疗技术。治疗阳痿时操作步骤如下：第一步，患者俯卧位，双足涌泉穴接零线湿垫，医生裸足调整接触火线的湿巾长度以控制电流强度，同时以单掌置患者背部督脉膀胱经区域，通电后自大椎至长强反复摩背通督，往返15～20次后改用手指代针点按相关穴（肾俞、腰阳关、八髎、秩边、白环、会阳、长强）。第二步，患者仰卧位，尾椎长强部位接零线湿垫，医生以手指代针点相关穴（神阙、气海、石门、关元、中极、曲骨、提托、冲门）。每穴点击8～10次。第三步，点按神阙和百会，通电后轻轻振动1～2分钟，取其补肾固精、升提举陷之功效，可与前两步以疏通为主的治疗相呼应。最后用湿纱布敷于阴茎上，以轻微电流持续刺激3～5分钟，诱发建立勃起反射。总疗程为4周，每周治疗4～5次。

3. 其他疗法

（1）心理治疗及性技术指导：在阳痿的治疗中占有重要位置，尤其对功能性阳痿的治疗更为重要。所以，应有针对性地给予心理治疗和性技术指导。

（2）局部涂敷：露蜂房适量烧灰，于临卧时用水涂敷于阴茎上，未婚或虽婚两地分居者勿用。或取小茴香5g，炮姜5g，共研细末，加食盐少许，用蜂蜜调和，敷于肚脐，外用胶布贴紧固定5～7天。

（3）西药治疗：根据情况可选用西地那非（万艾可）、育亨宾、士的宁等，使用时应严格观察不良反应。雄性激素及促性腺激素、溴隐亭等也可根据病因选用。

（4）手术治疗：器质性阳痿可以采用血管再通手术、背深静脉结扎术、背深静脉切除术、尿道海绵体松解术、阴茎假体支撑等手术治疗。

4. 预防与调护

（1）两性教育：了解性常识，青春期前进行两性科学知识教育；夫妻之间应互相尊重，坦诚交流，相互沟通，练习性技巧，探索变换性交体位、时间、方式。

（2）心理护理：由于患者疾病部位特殊，同时担心阴茎异常勃起引起性功能障碍等，患者常产生害羞、焦虑、忧郁等不良心理，应注意及时排解抑郁、焦虑情绪，不可郁怒伤肝。

（3）生活习惯调整：饮食有节，多吃坚果类和绿色蔬菜，少食醇酒肥甘膏粱厚味，避免湿热内生；按时作息，劳逸结合，积极参加户外活动和体育锻炼，增强体质；规律房事，避免长期分居，也不可过度频繁地性刺激；戒除烟酒，避免过量饮酒及醉酒后同房。

（4）寻找病因：积极治疗原发疾病，如糖尿病、高血压、高脂血症、动脉粥样硬化等。

（5）遵从医嘱：避免自行服用、滥用补肾壮阳之品，以免加重病情；同时应当合理使用对勃起功能产生影响的药物，如有替代药品可及时更换。

5. 中医专方介绍

（1）通络熄风起痿汤：当归15g，川牛膝15g，柴胡15g，白芍20g，蜈蚣3g，蜂房10g，白蒺藜20g，郁金10g，淫羊藿10g，巴戟天15g，青皮10g，水蛭6g。水煎服。用于治疗肾虚血瘀证型的阳痿。

（2）扶阳起痿汤：制淫羊藿15g，仙茅15g，盐巴戟天15g，锁阳15g，菟丝子15g，酒萸肉15g，炙黄芪30g，熟地黄15g，山药15g，枸杞子15g，川牛膝15g，川芎15g。水煎服。用于治疗肾阳亏虚证型的阳痿。

6. 典型病例与解析

（1）验案一

患者，男性，35岁。2021年4月14日就诊。

主诉：勃起硬度下降1年。

病史：患者3年前因脱发于医院诊治，予非那雄胺每日口服治疗，2年前自行停药后逐渐出现勃起困难，难以完成房事，平素患者情绪容易低落。服万艾可后阴茎能举，可以完成，然欠坚硬，停药后反复，久之性欲下降，晨勃减少，夫妻感情不和。刻下：心情抑郁，腰膝酸软，易疲惫，纳眠可。舌质红偏暗，边有瘀斑，苔薄白，脉弦细。否认相关病史及服药史。西医诊断：非那雄胺后综合征。中医诊断：阳痿。辨证：肾虚血瘀证。治法：活血化瘀，益肾兴阳。西药处方：枸橼酸西地那非，25～50mg，每日1片。中药处方：丹参15g，蜈蚣2条，水蛭5g，柴胡10g，当归10g，蒺藜15g，蛇床子10g，巴戟天30g，淫羊藿15g，赤芍15g，仙茅10g，九香虫10g。水煎服，每日1剂，早晚分服，连服14剂。

二诊：患者诉阴茎勃起，阳事已兴，射精快，睡眠欠佳。舌质红，苔薄白，脉弦细。处原方基础上去仙茅，加金樱子15g，五味子10g，炒枣仁20g。水煎服，每日1剂，早晚分服，连服14剂。

三诊：阳事正常，诸症悉除，夫妻感情改善。

按语：患者自行停药后逐渐出现腰膝酸软、易疲乏，证明药毒已侵袭身体之阳气，肾气出现亏虚之征。肾气亏虚，无以鼓动气血，血行不畅，加之患者平素容易情绪低落，属气郁体质，气滞血瘀，无力滋养宗筋，故见阳事不举。

治疗方案上，因瘀血之病机贯穿阳痿始终，故中药方中以蜈蚣之性走窜，通瘀达络，水蛭祛瘀通经，两者共为君药；当归、赤芍活血化瘀入络，助君药通经达络之力，为臣药；药毒侵袭所致肾阳之亏损也用九香虫理气壮阳，加淫羊藿、巴戟天、仙茅益肾兴阳，共为佐药；患者因性欲下降，出现夫妻不和睦，故加以柴胡疏肝行气，气行则血行，为使药。诸药配伍，共奏活血化瘀，益肾兴阳之效，而后在二诊过程中，患者自诉勃起好转，但射精时间快，故减补肾壮阳药力，加金樱子、五味子、炒枣仁补肾涩精，养心安神，延长射精时间。西药处方枸橼酸他达拉非可视为中药处方中的一味活血之品，加强活血化瘀之力。

（2）验案二

患者，男性，31岁。2021年10月17日初诊。

主诉：勃起功能障碍2年，加重完全不能勃起1年。

病史：患者5年前因脱发于医院诊治，予非那雄胺每日口服治疗，2年前自行停药后逐渐出现勃起困难，房事时勃起硬度不满意，但仍可插入，育一子后性功能逐渐减退，时不能插入，性欲下降，夫妇感情受到影响，其妻时常责备，却拒绝由女方主动行房事，致患者情绪渐显抑郁。近1年来患者房事时已完全不能勃起，亦无晨勃，几乎没有性欲，不能完成性生活，情绪抑郁，善太息，时有失眠，眠差多梦，神疲懒言，腰酸乏力，易困倦，易出汗。否认烟酒史，否认高血压病，否认糖尿病，否认高脂血症。刻下症见：精神萎顿、面有倦容，偶有口苦、口渴，舌质淡，苔薄黄，脉弦细、尺部沉细无力。西医诊断：非那雄胺后综合征。中医诊断：阳痿。辨证：肾虚肝郁兼有血瘀。治法：补肾助阳，疏肝振痿。西药处方：他达拉非，5～20mg，隔日1次。中药处方：淫羊藿15g，巴戟天15g，柴胡10g，白芍15g，川芎12g，熟地黄12g，蜈蚣1条，枸杞子15g，菟丝子12g，丹参15g，五味子10g，锁阳15g，茯神15g，怀牛膝12g，丁香6g。14剂，水煎取汁，早晚分服。并嘱早睡早起，强调夫妻双方要多相互关心和鼓励，保持心情舒畅，指导其妻同房时主动配合。

二诊：精神好转，余症同前。舌淡红，苔薄白，脉沉细。原方继服30剂。

三诊：情绪好转，性欲好转，行房4次，硬度可。原方减丁香，加水蛭6g，继服14剂。

按语：患者就诊时，精神萎顿、面有倦容，腰酸乏力、神疲懒言，脉尺部沉细无力，此即表明药毒侵袭，肾阳已虚之象，因而方中以二仙汤为基础进行加减。方中仙茅、淫羊藿、巴戟天配合熟地黄、菟丝子、锁阳，起温肾阳、补肾精之效。但分析患者起病之因，其妻过度责备致情绪抑郁、夫妻感情欠佳，口苦口渴、善太息，肝郁之象明显，所以补肾同时以柴胡、当归、丁香疏肝行气解郁，又因患者眠差多梦，加用川芎、丹参、茯神、怀牛膝以养血宁心、引火归源。肝郁日久气血运行不畅，血瘀于阴器，致完全不能勃起，故以川芎、丹参、蜈蚣合丁香以行气活血。同时告诫夫妻双方应互相鼓励，以坚定治疗信心并减少肝郁诱因。

（3）验案三

患者，男性，24岁。2021年6月1日初诊。

主诉：性功能逐渐减退2年，加重1个月。

病史：患者3年前因脱发于医院诊治，予非那雄胺每日口服治疗。两年前自行停药，因某日同房时受惊吓，从此阳事不起。因此事一直耿耿于怀，心情郁闷，平素即容易忧思郁结。半年来阴茎不能完全勃起，夜间及清晨偶有勃起。证见腰膝酸软，头晕耳鸣，失眠多梦，舌红少苔，脉细数。西医诊断：非那雄胺后综合征。中医诊断：阳痿。辨证：肾虚肝郁证。治法：补肾助阳，疏肝振痿。西药处方：盐酸帕罗西汀20mg，每日一片。他达拉非5～20mg，房事前2小时一次使用。中药处方：生地黄

10g，熟地黄10g，酒萸肉10g，盐菟丝子12g，枸杞子15g，醋五味子10g，盐车前子10g，覆盆子10g，炙黄芪20g，麸炒白术15g，石斛15g，丹参15g，鹿角胶10g，红景天12g，牛膝10g，茯苓15g，松花粉3g。水煎服，每日1剂，连服14天。

按语：此患者在受惊吓之前长期受药毒之损害，肾阳亏虚，而"恐则伤肾"，此次又因惊吓导致肾脏进一步损伤，故阳事不起；阳事无用肝郁气滞，郁久化热，耗伤肝肾二阴，生地黄、熟地黄既滋补肝肾阴精，又可清阴虚内热。枸杞子滋补肝肾以助熟地黄，五味子益气生精，补肾宁心以助生地黄。黄芪、白术、石斛三药合用补肾气，滋肾阴，为臣药。丹参活血凉血，牛膝活血通经，补肝肾强筋骨，又有引火归元作用，使补而不滞，补则入脏，为佐药。鹿角胶补肾阳，有阳中求阴之意。红景天、松花粉有健脾益气功效，壮后天之本，可使气血生化有源，不先天不忘后天之意。心理方面，嘱患者平时工作之余多运动，心情要开朗。1周后复诊，性生活明显改善，心情舒畅，信心满满。

中药方中虽无大量疏肝行气之品，但西药盐酸帕罗西汀抗抑郁之功效可视为中药处方疏肝之药，此为活用西药之体现，常起到良效。

（二）性欲减退

1. 中医病因病机

性欲低下的病机主要责之于先天不足，天癸不充，或房劳过度，损伤肾气，加之药毒侵袭，肾脏虚损加重，又因患者后天气虚、阳虚、阴虚、气郁之体质，与肾虚基础病机夹杂，致性欲减退。

2. 辨治要点

（1）筛查睾酮水平：睾酮是男性性欲的生理基础，临床中对于性欲低下的患者，要常规查男性激素水平，评估睾酮水平，如果明确存在睾酮水平低下，没有药物禁忌证，要补充睾酮治疗。

（2）重视心理因素：影响性欲的因素众多，其中精神心理占重要地位，因此要重视心理治疗。改善夫妻性生活关系，改变对性生活的错误认知，在医生指导下，开展性感集中训练，增进夫妻情感，达到良好的性生活体验，增强信心，患者性欲往往能明显好转。

（3）关注性功能：男性性心理比较脆弱，一旦出现阳痿、早泄等性功能障碍，甚至只是一次不和谐、不理想的性生活，都可能会导致男性性自信下降，出现逃避性生活的现象，进而表现出一种假性性欲低下。因此，临床中要关注男性的性功能问题，这类患者只要性功能改善，逐步恢复性自信，性欲自然恢复正常。

3. 中医治疗方法

[内治法]

（1）肾阳亏虚证

临床表现：性欲淡漠，伴面色㿠白，腰膝酸软，畏寒肢冷，头晕耳鸣，小便清长，夜尿多，舌淡苔白，脉沉弱。

治法：温补肾阳。

方药：赞育丹加减。

常用药：肉桂、附子、蛇床子、韭子、杜仲、仙茅、巴戟天、淫羊藿、肉苁蓉温补肾阳，填精补髓之品；山茱萸、熟地黄、当归、枸杞子为滋阴补肾，养肝补血之品；白术健脾益气，补益脾肾。

腰膝酸软，畏寒肢冷严重者，加菟丝子、阳起石、鹿角胶、露蜂房等；小便清长，夜尿多者，可加覆盆子、金樱子治疗；若火衰不甚，精血薄弱，可予左归丸治疗。

（2）阴阳俱虚证

临床表现：性欲淡漠，伴见精神倦怠，肢体乏力，头晕，畏冷肢凉，自汗或盗汗，遗精，舌红苔白，脉细。

治法：滋肾填精，补肾壮阳。

方药：右归丸加减。

常用药：山药补脾益阴、滋肾固精，熟地黄、枸杞子、龟板胶滋补肾精，鹿角胶、菟丝子、淫羊藿、巴戟天补肾壮阳，山茱萸养肝滋肾，王不留行、石菖蒲活血化瘀、化痰开窍。

遗精频繁者，加用金樱子、覆盆子、益智仁补肾固精；畏寒肢冷者，加用附子、肉桂、杜仲、巴戟天补肾壮阳。

（3）肾虚肝郁证

临床表现：性欲低下，伴胸胁苦满，不思饮食，情绪低落，善太息，头晕失眠，焦虑易怒，舌黯苔少，脉弦。

治法：滋补肝肾，行气解郁。

方药：六味地黄丸合逍遥散加减。

常用药：熟地黄、山茱萸、枸杞子滋补肝肾之阴；柴胡、香附、青皮、郁金疏肝行气；当归、白芍、生地黄、枸杞子养血柔肝；白术、茯苓、甘草健脾助运。

口干口苦，急躁易怒，目赤尿黄，肝郁化火者，可加龙胆草、丹皮、栀子以清泻肝火；若气滞日久血瘀者，可加川芎、赤芍、水蛭、蜈蚣活血化瘀。

[外治法]

（1）脐疗：脐疗是将药物敷于、贴于、填于肚脐中，或通过熨脐、熏脐、灸脐等手段，达到预防、治疗疾病的一种外治法。肚脐中央为神阙穴，隶属于阴脉之海任脉，任脉与督脉相表里，与脏腑经络关系十分密切，药物可以通过神阙穴渗入到脏腑经络，激发经脉之气，促进脏腑气血运行，进而起到治疗作用。《针灸大成》认为"神阙主百病"。脐疗有加热源，或药物上加热源，或直接用药物作用于脐上3种基本方法。脐疗法具有健脾强肾、回阳救逆、和胃理肠、行气利水、散结通滞、温阳散寒、理气通络的作用。用于治疗性欲减退、遗精、早泄、阴茎异常勃起症等。所用药物多是温热辛散之品，如附子、肉桂、桂枝、艾叶、硫黄、生姜、大葱、胡椒、小茴香、麝香、吴茱萸等。如生硫黄、白蒺藜、细辛、吴茱萸、穿山甲、冰片，共研细末，每日3g，津液调膏，外敷脐中，胶布固定。2日1换。命门火衰加阳起石，内有郁火加栀子。又用小茴香、炮姜等份细末，食盐少许，用少许人乳汁（蜂蜜或鸡血可代之）调和，敷于脐中，胶布固定，每周换1次，治疗阳痿。需注意，脐部皮肤有溃烂、损伤、炎症时禁用脐疗，禁用刺激性较强或毒性过大的药物。

（2）直肠灌注：直肠灌注是将药液灌注于直肠，通过直肠黏膜吸收，达到治疗疾病的方法。是男科疾病的常用外治法。直肠灌注法具有清热解毒、活血化瘀等作用。临床用于治疗性欲淡漠、阳痿、阳强、早泄等症。治疗性欲淡漠，用巴戟天20g，菟丝子30g，黄芪50g，党参20g，当归20g，元胡25g，王不留行50g，赤芍25g，甲珠10g，木香10g，丹皮15g，淫羊藿30g，枸杞子50g，仙茅20g，加水适量，水煎2遍，每遍滤出药液各100ml混合后，用纱布过滤备用。用时将药稍加温，用100ml注射器抽取药液100ml接上导尿管，前端蘸润滑剂（如液体石蜡或甘油）后，插入肛门5～8cm，将药液注入直肠。注药后属患者收缩肛门30次，胸膝卧位15～30分钟，每日2次。

（3）耳针：耳针是在耳郭穴位用针或其他器物刺激治疗疾病的方法，是在生物全息理论指导下产生的针刺法。其理论认为耳郭好像一个倒置的胎儿，头部朝下，臀部朝上，其分布规律是：与头面部相应的穴位在耳垂或耳垂邻近；与上肢相应的穴位在耳舟；与躯干和下肢相应的穴位在对耳轮和对耳轮上、下脚；与内脏相应的穴位多集中在耳甲艇和耳甲腔；消化道在耳轮脚周围环形排列。耳针可以作为一种辅助疗法治疗性欲减退、遗精、更年期综合征等男科疾病。常选肾上腺、睾丸、内分泌、肾、肝、尿道、外生殖器、膀胱、脑等穴。如治疗性欲减退时，针刺外生殖器、睾丸、内分泌、皮质下、神门、精宫、屏间等穴，1次选2～3穴，中刺激，留针15分钟，每日或隔日一次，9次为1个疗程。

（4）按摩：按摩是在人体一定部位上，运用各种手法和进行特定的肢体活动来防治疾病的方法。具有疏通经络，滑利关节，促进气血运行，调整脏腑功能，增强人体抗病能力等作用。是治疗男科疾病的辅助疗法，或在疾病康复过程运用。治疗性欲减退时常选用点按摩，所谓灵点，是指能激起性欲与性兴奋的最有效的体表腧穴。男子的发欲带如大腿内侧、乳头、尾骨等部位最敏感，其灵点是"会阴""长强"等穴。按摩发欲带时，宜徐缓轻柔，使之有一种舒坦的感觉；按摩灵点时，可用指头罗纹面按压，以柔济刚，达到激动的效果。总之以男子体验到快乐、舒适感为原则。

4. 其他疗法

（1）行为疗法：包括爱抚疗法和技巧疗法，爱抚疗法需要配偶的积极配合，用口唇或手轻柔地触摸爱抚男方的性敏感区，每天至少1次；性生活技巧是性生活中的重要部分，对于性欲低下的男性患者，同样需要女方的积极配合，配偶要在性交时起主导作用，可采用女上位等便于女性主动的体位。

（2）运动疗法：运动对性欲和性功能有着正面积极的作用，性行为本身也需要充足的体力支撑，况且保证适当强度和时间的运动对于男性性激素的分泌也有促进作用。

（3）西药治疗：根据情况可选用丁螺环酮、育亨宾、土的宁等，使用时应严格观察不良反应。

5. 预防与调护

（1）注意补益肾脏，饮食调理，可以同时药食并用。选择具有补肾填精作用的海参、麻雀、鸽肉、羊肉、骨髓、甲鱼等，辅助治疗。

（2）夫妻之间应关心体贴，一方患该病，另一方要给予鼓励和安慰，努力建立起和谐的夫妻性关系。

（3）学习性知识，夫妻性生活中交流彼此感觉，改善性体验。

6. 中医专方介绍

疏活补肾汤：柴胡、红花、五味子各6g，当归、白芍、茯苓、桃仁、丹参、淫羊藿、巴戟天、肉苁蓉、枸杞子、女贞子各10g，黄芪30g。水煎服。用于肾虚肝郁血瘀证型之性欲下降。

7. 典型病例与解析

患者，男性，42岁。2021年10月4日就诊。

主诉：性欲低下1年余。

病史：患者4年前因脱发于医院诊治，予非那雄胺每日口服治疗。1年前自行停药后出现性欲低下，渐至兴趣全无。曾先后服用补肾壮阳药物月余，无明显改善。患者长年熬夜，现症见腰膝酸软，神疲乏力，头晕，畏冷肢凉，五心烦热，舌红苔薄，脉微细。西医诊断：非那雄胺后综合征。中医诊断：性欲减退。辨证：阴阳俱虚证。治法：滋阴填精，补肾壮阳。西药处方：枸橼酸西地那非25～50mg，每日1片。中药处方：知母10g，熟地黄15g，龟甲20g（先煎），鹿角胶5g，锁阳10g，当归10g，怀牛膝10g，白芍12g，淫羊藿10g，巴戟天15g，菟丝子10g，五味子6g。水煎服，每日1剂，连服14天。

二诊：诉阴茎勃起改善，性欲渐佳，能完成性生活。继续以上方加减调治。

按语：本案患者因长期服用非那雄胺，药毒损伤肾阳出现性欲低下，而性欲低下与勃起功能障碍有直接关系，长时间负面情绪如压力、焦虑、抑郁、缺乏自信等导致勃起功能障碍，勃起不能必然导致性欲下降。患者常年熬夜，属阴虚体质，加之药毒损害，肾脏进一步亏损，从而致宗筋失养，阳事不用，性欲减退。治以滋阴补肾壮阳，重用龟甲以降阴火、补肾水。李中梓《本草通玄》谓："龟甲咸平，肾经药也。大有补水制火之功，故能强筋骨，益心智，止咳嗽，截久疟，去瘀血，止新血。"知母虽为苦寒之品，但质润不燥，上能清润肺气，下可滋补肾阴，与黄柏相配更能达到清泄相火之效，菟丝子、五味子补肾益精养肝，淫羊藿、锁阳、巴戟天补肾壮阳，白芍润燥养筋养血，从而达到阴虚可滋、虚热可清、筋骨得养。

此中药处方未多加疏肝行气之品，因患者病机之本在于阴阳俱虚，补肾之后性欲增加，能完成性生活，无须增用疏肝之品，心情也可自然好转，故在临床要抓病机之本，切勿盲目从表用药。

（三）射精障碍

1. 中医病因病机

（1）肾阳亏虚：素体阳虚，禀赋不足；或戕伐太过，肾阳衰微。阳气者主气化，主推动，今肾阳不足，又受药毒侵袭，则气化失调，无力推精外出，故而不能射精。

（2）阴阳俱虚：先天禀赋不足，而后天药毒损伤阳气，且房事不节，纵欲过度，或有手淫习惯，耗损阴精，精失过多，阴阳俱虚，精关不开，故交而不泄。

（3）肾虚肝郁：药毒侵袭机体肾脏导致肾虚，肝肾同源，肝脏失养，又因患者素体气郁之体质，情志不畅，肝气郁结。肝主疏泄，其经脉下循阴器，故与泄精有着密切关系。若肝失疏泄，气失调达，精关郁闭不开，则不射精。

（4）肾虚血瘀：患者素体瘀血体质，加之外感药毒，侵犯精道，肾脏亏虚，瘀血内阻精道，发为不射精。

2. 辨治要点

（1）性知识教育：治疗时应夫妻双方同治，告诫他们性交时须精神集中，心情放松，注意性生活过程中姿势方法及性刺激强度以达到射精。

（2）心理调节：适合于精神心理受到创伤后对性生活恐惧或压力大的患者，应根据情况消除男方的焦虑顾虑等，女方也应全身心地配合提高性兴奋，建立正常的性反应及射精反射。

3. 中医治疗方法

[内治法]

（1）肾阳亏虚证

临床表现：阴茎勃起正常，交不射精，性欲减退，头昏乏力，精神不振，面色晦暗，腰酸膝软，腰以下有冷感，舌质淡，苔白，脉沉细或沉弱。

治则：温肾助阳。

方药：右归丸、桂附地黄汤加味。

常用药：淫羊藿、巴戟天、菟丝子、附子、肉桂温补命门之火；熟地黄、山茱萸、枸杞子、女贞子滋阴益肾补肝；党参、白术健脾益气，以助生化之源；三七、当归、土鳖虫、地龙活血化瘀通络。

头昏乏力，精神不振严重者，加用黄芪、人参益气健脾；若火衰不甚，精血薄弱，可予左归丸治疗。

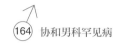

（2）阴阳俱虚证

临床表现：阴茎勃起欠坚，行房无性高潮及射精感，无精液射出，腰腿酸软，夜尿清长。舌淡苔白，脉细。

治则：补肾温阳，化气通精。

方药：右归丸加减。

常用药：山药补脾益阴、滋肾固精，熟地黄、枸杞子、龟板胶滋补肾精，鹿角胶、菟丝子、淫羊藿、巴戟天补肾壮阳，山茱萸养肝滋肾，王不留行、石菖蒲活血化瘀、化痰开窍。

遗精频繁者，加用金樱子、覆盆子、益智仁补肾固精；畏寒肢冷者，加用附子、肉桂、杜仲、巴戟天补肾壮阳。

（3）肾虚肝郁证

临床表现：阴茎勃起坚硬，交而下射，少腹及睾丸胀痛，多有情志波动史，伴烦躁易怒，或情志抑郁，梦中可有遗精，胸胁胀满，善太息。舌质淡红，脉弦。

治则：疏肝解郁，通精开窍。

方药：四逆散或柴胡疏肝散加减

常用药：柴胡疏肝木以解郁，栀子清郁火以凉血，白芍敛肝阴以止血，川芎化凝血以归肝，枳壳破滞气，陈皮利中气，香附调气、解气郁，薄荷解郁疏肝，菟丝子、淫羊藿、巴戟天补肾壮阳。

肝郁脾虚者，可加白术、人参、茯苓、淮山药健脾益气；若气滞日久血瘀者，可加川芎、赤芍、水蛭、蜈蚣活血化瘀。

（4）肾虚血瘀证

临床表现：阴茎勃起色紫暗，或兼疼痛，交不射精，阴部胀痛，伴心烦易怒。舌质紫暗，脉沉细涩。

治则：活血化瘀，行气通精。

方药：血府逐瘀汤或少腹逐瘀汤加减。

常用药：桃仁、红花、当归、川芎、赤芍活血祛瘀；当归、生地黄养血化瘀；柴胡、枳壳疏肝理气；牛膝破瘀通经，引瘀血下行；桔梗开肺气，引药上行；甘草缓急，调和诸药；熟地黄、山药、菟丝子、淫羊藿、巴戟天滋补肾脏。

阴部胀痛，心烦易怒严重者，加青皮、白蒺藜疏肝行气，牡丹皮、栀子清郁泻火。

[外治法]

（1）热熨：热熨法是通过热的作用，将药力渗透到病变部位的方法，是男科疾病中常用的外治法。常将药物炒热或蒸热，装入布袋中，放在病变部位附近的皮肤或腧穴上，如神阙、气海、关元、中极等，待温度下降至低于体温后，再将药物炒热，重新装入药袋使用。亦有的将药物碾碎，将药放在上述部位，再在药上放盛满热水的锡壶、热水袋或酒壶，待温度下降至低于体温后，重新换热水。

热熨法具有温阳散寒、行气活血、散寒除湿、助阳通关开窍、舒经通络的作用。临床上可用于治疗肾阳亏虚型射精障碍。常用药物有青盐、葱头、丁香、干姜、艾叶、石菖蒲、吴茱萸、肉桂、小茴香等，多具辛热温阳理气，或辛香通关开窍之性。

（2）体针与电针：体针是男科病治疗中最常用的针法，多用于性功能障碍如射精障碍、阳痿、慢性前列腺炎等，或补或泻，以补法为主。电针是在体针针刺腧穴得气后，在针上通以接近人体生物电的微量电流以防治疾病的一种疗法，治疗范围与体针相同。

肾主藏精和生长发育，故生殖与性关乎肾，而足厥阴肝绕阴器抵少腹，且藏血主疏泄，又肝肾同源，肾与膀胱相表里，冲、任、督、带隶属于肝肾，所以体针治疗主要选肝经、肾经、膀胱经、奇经四脉的穴位，如八髎穴、肾俞、至阴、肝俞、心俞、涌泉、太溪、然谷、大敦、太冲、长强、腰俞、腰阳关、命门、会阴、曲骨、中极、关元、石门、气海等穴。其他穴位如三阴交亦常选用。如治疗射精障碍时，针刺首选腹前气海、关元、中极、三阴交、足三里穴，用提插补法，每次选3～5穴，每日1次，9次为1个疗程。再选背后肾俞、命门、阳关穴，用提插补法，每日1次，10次为1个疗程。针刺时以局部出现酸、胀、重感为准。

（3）穴位注射：又称水针，是将药水注入穴位以治疗疾病的方法。它是把针刺与药理、药水等对穴位的渗透刺激作用结合在一起而产生综合效果。所选穴位根据辨证确定与体针基本相同。凡是可供肌内注射用的药物，都可供水针用。基本上能用体针治疗的男科疾病，都可用穴位注射，药水根据病症具体而选。穴位注射所用剂量一般为皮下注射、肌肉注射治疗量的5/1～2/1。该法常用于射精障碍、阳痿等。治疗射精障碍常选用维生素B_{12}、丙酸睾酮注射液、狗睾丸水解提取液、丹参注射液、当归注射液，可于肾俞、关元、中极进行穴位注射，每3天注射1次，10次为1个疗程。

（4）按摩：治疗射精障碍时常选用阙按摩与按尾闾的方法。阙按摩：仰卧位，两腿分开与肩同宽，双手掌按在神阙穴上，左右各旋转200次，以深部自感微热为度，每天数次。按尾间：取坐位，用双手掌同时或交替于尾间部位，上下往返摩擦，以深层微热为度，时间3～5分钟。因本部位肌少皮薄，必要时可涂擦少许润滑油，以免擦破皮肤。或者以双手示指掌面，按压八髎、肾俞、长强等穴，以局部酸胀感觉为佳，每穴按压约1分钟。两种手法可以交替使用。

4. 其他疗法

现代医学多用催欲剂、低级中枢（副交感）刺激剂，如左旋多巴、麻黄碱或士的宁等。左旋多巴系常用的催欲剂，能抑制催乳素水平和增加血液循环中肾上腺素水平，从而达到兴奋大脑皮质的作用，可提高射精中枢兴奋性，帮助恢复射精功能。

5. 预防与调护

（1）掌握必要的性知识：夫妻双方应掌握性器官的生理和性反应知识，告知功能性不射精主要是性刺激未达到射精阈值导致，消除紧张情绪。

（2）和谐、幸福的夫妻关系：男性的性心理十分脆弱，夫妻双方应相互体贴，当出现本病后应多安慰，不要相互指责、埋怨，共同鼓励应对问题。

（3）规律的性生活：规律的性生活是避免疾病发生的因素之一，性生活不要过度节制，也不要纵欲。

6. 中医专方介绍

疏肝通精汤：桃仁10g，红花10g，白芍10g，川芎6g，熟地黄10g，肉苁蓉20g，川牛膝10g，当归10g，刺蒺藜20g，香附10g，王不留行10g，蜈蚣1条，麻黄6g，蛇床子10g，韭菜子10g。水煎服。用于肾虚肝郁血瘀证型之射精障碍。

7. 典型病例与解析

患者，男性，28岁。程序员。2021年5月11日就诊。

主诉：婚后半年，同房性交时不能排出精液。

病史：患者半年前结婚，发现与爱人同房时不能顺利射精，伴勃起硬度稍差，性欲较低，性生活每月3～4次，婚前3年曾口服非那雄胺治疗脱发，1年前停药。不射精期间并无遗精现象。目前双方考虑备孕，故来就诊。平素患者面色晦暗，皮肤偏暗，容易出现瘀斑。刻下：近半年勃起不佳，硬度变差，怕冷，腰背痛，劳动时汗出量多，平素食欲尚可，睡眠质量一般，小便正常，大便质稀不成形，每天2～3次。舌淡胖、有瘀点，苔白，脉弦。西医诊断：非那雄胺后综合征。中医诊断：射精障碍。辨证：肾脏亏虚，瘀血阻窍。治法：补益肾脏，活血通窍。中药处方：肉苁蓉20g，黄精

30g，生麻黄20g，细辛3g，白术20g，柴胡10g，白芍20g，蒺藜30g，当归15g，党参20g，川牛膝15g，石菖蒲6g，郁金15g，路路通10g，水蛭10g，蜈蚣3g，鹿茸粉2g，威灵仙30g，制马钱子粉（冲）0.5g。水煎服，每日1剂，连服14天。

二诊：诉用药期间同房两次均成功射精，唯精液量较少，射精感觉欠佳，勃起硬度较前改善，性欲增强，汗多、乏力等症状均有改善，余无不适。前方加生黄芪20g，远志10g，以益气宁心，化痰通络，继服30剂，用法同前。

三诊：诉药后同房3次，均能射精，精液量有所增多，快感增加，硬度进一步改善，晨勃增多，同房时信心增加，精神体力明显好转，前方继服30剂，巩固疗效。

按语：患者平素面色晦暗，皮肤偏暗，容易出现瘀斑，此为典型瘀血体质，加之药毒长期侵袭，则肾脏亏虚，而"精气亏虚，瘀血阻窍"为射精障碍基本病机，临床上常运用"益肾填精，温阳化气，活血通窍"治疗本病。方中肉苁蓉咸甘而温，善补肾阳，益精血，其补肾益精，暖而不燥，滑而不泄；黄精性味甘平，能补诸虚，填精髓。麻黄温阳通窍。一借麻黄发表之力宣上窍以利下窍，起提壶揭盖之用，且生用通窍之力强；二借麻黄温阳化气，助精关开阖有度，使精满则有力排出。细辛性味辛温，辛者能散，温者能通，故善走窜全身，宣泄郁滞，祛风散寒，通利九窍。柴胡苦而微寒，善疏肝解郁，条达肝气，疏散之中又能推陈致新；白芍酸苦而甘，其性微寒，能养血柔肝，行血散邪；蒺藜辛苦而性平，主入肝经，因本品苦泄辛散，其性宣行通畅，功能疏肝而散郁结，尚入血分而活血。临床上常将柴胡、白芍、蒺藜三者合用，发挥"理气解郁，养血柔肝"的功效。石菖蒲辛苦而温，辛开苦泄，温化阴邪，故善化痰开窍，除湿和胃。

二诊用远志辛苦微温，因味辛通利，故能祛痰开窍，消散痈肿。郁金辛苦微寒，因亦具辛苦之味，故能解郁开窍，且其性寒，兼有清心之功。临证时将石菖蒲、远志、郁金三药合用，即取菖蒲郁金汤之意，增强化痰通窍之力，且三药均有活血之功，用之尤宜。马钱子苦温，有大毒，功善散结消肿，活血通络止痛。水蛭咸苦性平，有小毒，入肝经，走血分，行脉络，故善破血逐瘀，散结消癥，功效峻猛，用之治疗本病能够活血破积，通行各脉，使精室血行通畅，败精瘀血得除。

常用配伍药物：治疗本病时常用马钱子、生麻黄配伍使用。生麻黄性味辛散，能温经通窍，其主要成分麻黄素又有兴奋中枢的作用，可以加强性冲动，使射精中枢更快达到高潮点，促进精窍筋脉收缩而达到加速排精的目的。但高血压、冠心病患者禁用生麻黄。马钱子具有散结通络、消肿止痛的功效，用量一般为0.3～0.6g，不宜生用、多服久服，治疗不射精症时正是取其通络作用以开精窍。此外，现代研究表明马钱子的主要成分士的宁可以选择性地兴奋整个中枢神经系统，番木鳖碱可以率先使脊髓的反射功能得到兴奋，对于脊髓的反射强度有一定提高，并且能够缩短脊髓反射的时间，因此，能够显著提高射精中枢神经的兴奋度。

（四）郁证

1. 中医病因病机

郁证是在体质因素基础上，由于情志不畅，肝失疏泄，气血失和，进而引起五脏六腑功能失调所致。情志失调，七情致郁以怒、思、悲、忧最为多见。疏泄、气机郁滞而成气郁；气郁日久化火而成火郁，并可耗伤阴液；肝气横迹，克伐脾胃，脾胃运化失司，痰湿内生而成痰郁，食积不化而成食郁；气行则血行，气滞则血滞。脾为气血生化之源，思伤脾，脾虚则气血生化乏源，思则气结，思虑日久则暗耗心血，心血不足则心神失养；心主神明，悲哀愁忧则扰动心神，心神不宁，则五脏六腑皆病。

而药毒所致之郁证，则是因虚致郁。肾阳为一身之元阳，凡病累及肾阳则可出现精神萎靡、疲惫、男子阳痿、遗精、早泄，女子月经不调等症状。《素问·生气通天论》言："阳气者，精则养神，柔则养筋"，指出精神的聪慧依赖于阳气的温养。《素问·脉解》言："恶人与火，闻木音则惕然而惊者，阳气与阴气相薄，水火相恶，故惕然而惊也。所谓欲独闭户牖而处者，阴阳相薄也，阳尽而阴盛，故欲独闭户牖而居。"肾阳不足，命门火衰，推动温煦失常，可出现精神恍惚、头目昏沉、记忆力下降、兴趣降低，男子阳痿早泄，女子闭经等症，治宜益气壮火，阴中求阳。《千金要方》记载："治肾劳虚冷，干枯，忧恚内伤，久坐湿地，则损肾方：秦艽，牛膝，杜仲等。"程钟龄在《医学心悟》中言："旺则能摄精"，以十补丸给予体虚者服用。温补肾阳之药中，对于补火助阳之肉桂，张锡纯评价："木得桂则枯，且又味辛属金，故善平肝木，治肝气横多怒"，言肉桂味辛温，故其除补火助阳外，亦可间接达平肝之效。

药毒侵袭肾阳，而肾阴与肾阳互根互用，长此以往，肾阴受损，心肾不交，造成内热烦躁，不嗜饮食等症状。肝肾精血同源，且相火寄寓于肝肾精血，化生阳气，促进温煦、气化，充养脑髓，而精血不足常相兼为病。朱丹溪认为："五志七情过急，皆属火也"，相火内寄肝肾，得肝肾之阴滋养，动而有制，则精神活动正常。肾阴不足，水不涵木，可致肝失疏泄，形成郁证。

2. 中医治疗方法

（1）内治法

1）肾阳亏虚证

临床表现：头昏乏力，精神不振，情绪低落，面色晦暗，腰酸膝软，腰以下有冷感，舌质淡，苔白，脉沉细或沉弱。

治则：温肾助阳。

方药：右归丸加味。

常用药：巴戟天、菟丝子、淫羊藿温补肾阳，熟地黄、山茱萸、枸杞子、女贞子滋阴益肾补肝，党参、白术健脾益气，以助生化之源，三七、当归、土鳖虫、地龙活血化瘀通络。

头昏乏力，精神不振严重者，加用黄芪、人参益气健脾；阳虚甚者，加阳起石、露蜂房、蛇床子等壮阳补肾。

2）阴阳俱虚证

临床表现：情绪不宁，心烦而悸，失眠多梦，腰膝酸软，畏寒肢冷，自汗或盗汗，舌红苔白，脉细。

治法：滋养心肾，补肾壮阳。

方药：天王补心丹合右归丸加减。

常用药：熟地黄、生地黄滋阴养血，鹿角胶、龟板胶滋补肾阴，巴戟天、菟丝子、淫羊藿温补肾阳，玄参、天冬、麦冬滋阴清热，丹参、当归补血养血，人参、茯苓益气宁心，五味子酸敛心安神，朱砂镇心安神。

3）肾虚肝郁证

临床表现：情绪低落，善太息，腰膝酸软，胁肋胀痛，不欲饮食，胸脘痞满，大便干稀不调，女子经前乳房隐隐胀痛，舌质淡苔白，脉弦。

治法：补肾疏肝，抑肝扶脾。

方药：金匮肾气丸合柴胡疏肝散加减。

常用药：熟地黄、山茱萸、山药、菟丝子、肉桂补肾生精，补肾阳，滋肾阴；柴胡疏肝木以解郁，栀子清郁火以凉血，白芍敛肝阴以止血，川芎化凝血以归肝，枳壳破滞气，陈皮利中气，香附调气、解气郁，薄荷解郁疏肝。

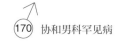

（2）外治法

1）针刺法：对于肝气郁结证，采用针刺太冲、合谷，刺络（三棱针放血疗法）肝俞。针刺太冲、合谷，开"四关"而疏肝理气，以三棱针点刺肝俞泻肝火；中药治疗用柴胡疏肝散，取柴胡疏肝，陈皮、枳壳理气行滞，芍药、甘草养血柔肝缓急。针药合用，共奏疏肝解郁之功。

2）耳针：关于耳穴最早记录追溯到《内经灵枢》中关于耳与经络脏腑的联系。在诊断上通过耳可以达到司外揣内的目的，在治疗上耳作为体表刺激部位，通过脏腑经络产生治疗作用。中医研究院针灸研究所提出耳迷走内脏反射理论是耳针产生预期疗效的理论基础。临床中常选取神门、皮质下、心、脾等耳穴进行治疗。

3）穴位埋线：穴位埋线疗法是在针灸理论的指导下，将羊肠线埋入相关穴位及组织，通过羊肠线刺激穴位的一种治疗方法。羊肠线逐渐软化延长了对经穴的有效刺激时间。治疗郁证时，常选用膻中、神门、照海、申脉、心俞、肝俞、脾俞、肺俞、肾俞等穴进行治疗。

4）推拿：常采用腹部推拿中的按腹、揉腹、运腹、推腹，辅以捏脊和头部推拿，并对部分穴位进行点按。取穴：腹部如气海、关元、中脘、神阙、巨阙等穴；胸胁如章门、期门等穴；头部如百会、风府、四神聪、风池等穴。

3. 预防与调护

（1）饮食宜清淡，富含营养，少量多餐，易消化，尽量做到色、香、味俱全。不宜过饱，适当食用酸味、甘味的食物以养心安神，忌食辛辣肥甘之品，戒烟酒、浓茶、咖啡。多食蔬菜、水果。

（2）规律生活，保证充足的睡眠，多进行户外运动与娱乐活动。

（3）自我调节情志，通过听音乐、同家人交流等方式舒缓情绪，建立积极向上的生活态度。

（4）家人应给予足够的关怀与照顾，并加以劝说、开导、安慰，必要时进行心理咨询。

4. 中医专方介绍

逍遥散：柴胡10g，白芍20g，茯苓15g，白术10g，当归10g，炙甘草6g，干姜3g，薄荷（后下）5g。水煎服。用于肝气郁滞证型之郁证。

5. 典型病例与解析

患者，男性，33岁。2021年5月23日初诊。

主诉：勃起硬度下降6月。

病史：患者2年前因脱发于医院诊治，予非那雄胺每日口服治疗，7个月前自行停药，3个月前逐渐出现阴茎勃起困难，性欲低下。患者平素工作压力大，容易忧思郁结，近3个月来情绪低落，更有几次同房失败后，开始排斥性生活，前来就诊。刻下：心情焦虑，伴胸闷不畅，食欲不佳，睡眠尚可，夜间汗出，二便调。舌红，苔薄白，脉细弦。西医诊断：非那雄胺后综合征。中医诊断：郁证。辨证：肾虚肝郁证。治法：补肾疏肝解郁。西药处方：枸橼酸西地那非25～50mg，每日1片。中药处方：柴胡10g，制香附10g，川芎12g，白芍15g，合欢皮15g，白蒺藜20g，五味子9g，木香10g，鸡内金10g，焦神曲10g，蜈蚣3g，巴戟天10g，淫羊藿10g。水煎服，每日1剂，连服14天。配合心理疏导。

二诊：患者于1个月后来诊，自诉继续服上药14剂后病已痊愈，未再服药。现来院检查精液常规备孕。

按语：患者口服非那雄胺自行停药后阳事不行，加之平素工作压力大，容易忧思郁结，属气郁体质，故而出现郁证。药毒长期侵袭肾脏，肾脏亏虚日久可影响肝脏的疏泄功能，导致肝气郁结，肝血运行失畅，不能灌溉宗筋，而出现阳痿。与此同时，阳痿的出现会影响两性关系，打击男人的自信心，在这种情况下会进一步加重肝郁的情况。所以，此患者存在着一个"因虚致郁""因郁致痿""因痿致郁"和"因郁致虚"的循环系统，如何打破这种恶性循环成为该患者治疗的重要环节。方中取柴胡疏肝散之意，疏肝理气，调畅气血；合欢皮、五味子养心安神，疏肝解郁；木香、鸡内金、焦神曲健脾消食；巴戟天、淫羊藿益肾兴阳；蜈蚣之性走窜，通瘀达络。全方共奏疏肝解郁，调畅气机之功。西药枸橼酸他达拉非可视为加强中药处方活血化瘀之力。患者二诊明显好转，予原方继服，巩固药效。

（冯隽龙　王　彬　李海松）

参考文献

［1］贾金铭. 中国中西医结合男科学. 北京：中国医药科技出版社，2005.

［2］李瑞琛. 宏观与微观辨证论治的临床运用［J］. 医学与哲学（临床决策论坛版），2010，31（10）：51-52.

［3］李曰庆，李海松. 新编实用中医男科学［M］. 北京：人民卫生出版社，2018.

［4］王萌，周永学. 中医郁病理论的源流与发展［J］. 中华中医药杂志，2022，37（4）：1878-1881.

［5］王琦. 王琦男科学［M］. 郑州：河南科学技术出版社，1997.

［6］王琦. 中医体质学［M］. 北京：中国医药科技出版社，1995.

［7］徐福松. 徐福松实用中医男科学［M］. 北京：中国中医药出版社，2009.

［8］DIVICCARO S，MELCANGI RC，GIATTI S. Post-finasteride syndrome：an emerging clinical problem［J］. Neurobiol Stress，2020，12：100209.

［9］FERTIG R，SHAPIRO J，BERGFELD W，et al. Investigation of the plausibility of 5-alpha-reductase inhibitor syndrome［J］. Skin Appendage Disord，2017；2（3-4）：120-129.

［10］FIERRO MC，YAFI FA，REISMAN Y. Post-finasteride syndrome［M］. Springer International Publishing，2022.

［11］GANZER CA，JACOBS AR，IQBAL F. Persistent sexual，emotional，and cognitive impairment post-finasteride：a survey of men reporting symptoms［J］. Am J Mens Health，2015，9（3）：222-228.

［12］GUPTA AK，VENKATARAMAN M，TALUKDER M，et al. Finasteride for hair loss：a review［J］. J Dermatolog Treat，2022，33（4）：1938-1946.

［13］HARRELL MB，HO K，TE AE，et al. An evaluation of the federal adverse events reporting system data on adverse effects of 5-alpha reductase inhibitors［J］. World J Urol，2021，39（4）：1233-1239.

［14］HOWELL S，SONG W，PASTUSZAK A，et al. Differential Gene Expression in Post-Finasteride Syndrome Patients［J］. J Sex Med，2021，18（9）：1479-1490.

［15］LOW P，LI KD，HAKAM N，et al. 5-alpha reductase inhibitor related litigation：a legal database review［J］. Andrology，2022，10（3）：470-476.

［16］TRÜEB RM，RÉGNIER A，DUTRA REZENDE H，et al. Post-finasteride syndrome：an induced delusional disorder with the potential of a mass psychogenic illness？［J］. Skin Appendage Disorders，2019，5（5）：320-326.

［17］SIGMAN M. Introduction：rare and unusual andrologic syndromes that clinicians should be aware of［J］. Fertil Steril，2020，113（1）：4-5.

附录 A

中英文名词
对照索引

L

M

N

P

Q

S

T

X

Y

Z